ÉTUDE

SUR LA

CIRRHOSE PALUDIQUE

PAR

Le Docteur E. GÉRAUDEL

ANCIEN INTERNE DES HOPITAUX DE PARIS
ANCIEN MONITEUR DE TRACHÉOTOMIE ET DE TUBAGE A L'HOPITAL TROUSSEAU

PARIS

G. STEINHEIL, ÉDITEUR

2, RUE CASIMIR-DELAVIGNE, 2

—

1902

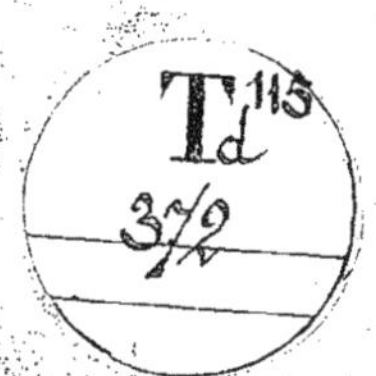

ÉTUDE

SUR LA

CIRRHOSE PALUDIQUE

ÉTUDE

SUR LA

CIRRHOSE PALUDIQUE

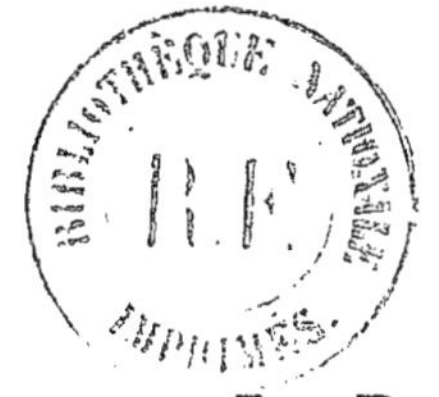

PAR

Le Docteur E. GÉRAUDEL

ANCIEN INTERNE DES HOPITAUX DE PARIS
ANCIEN MONITEUR DE TRACHÉOTOMIE ET DE TUBAGE A L'HOPITAL TROUSSEAU

PARIS

G. STEINHEIL, ÉDITEUR

2, RUE CASIMIR-DELAVIGNE, 2

—

1902

A MON PÈRE

A MA MÈRE

A MON CHER MAITRE

M. LE PROFESSEUR AGRÉGÉ LANCEREAUX

A MES MAITRES DES HOPITAUX

MM. LES PROFESSEURS AGRÉGÉS DUGUET, RENDU,
REYNIER, RÉNON

MM. LES DOCTEURS SÉGLAS, OULMONT,
JACQUET, RICHARDIÈRE

A LA MÉMOIRE DE M. LE DOCTEUR DELPEUCH
MÉDECIN DE L'HOPITAL COCHIN

A MES MAITRES DE LABORATOIRE

MM. LES DOCTEURS GOMBAULT ET MACAIGNE
MM. ROUX ET METCHNIKOFF

A MON PRÉSIDENT DE THÈSE

M. LE PROFESSEUR DEBOVE

INTRODUCTION

En 1870, dans son atlas d'anatomie pathologique, notre
maître, M. le Dr Lancereaux, au chapitre des altérations
du foie, concluait :

« En résumé, les cirrhoses hépatiques, de même que
les entérites et les gastrites, reconnaissent des origines
diverses et se comportent différemment, selon la cause à laquelle elles se rattachent. La cirrhose ne peut donc être
décrite comme une espèce à part, elle n'est qu'un terme
générique s'appliquant à un certain nombre d'états anatomiques. Chacun de ces états, ayant des caractères et une
évolution propres, constitue en réalité l'espèce ; et le clini-
cien ne devra s'arrêter dans son diagnostic qu'autant que
celle-ci sera déterminée, puisque c'est la connaissance
qu'il en aura qui lui donnera les indications pronostiques
et thérapeutiques les plus importantes. »

Contrairement à l'opinion émise alors par tous les auteurs, M. le Dr Lancereaux affirmait nettement que
la cirrhose n'est pas une, mais qu'il y a des cirrhoses, que
ce n'est pas une maladie, mais une affection hépatique,

observable par conséquent dans plusieurs maladies, relevant de causes diverses; enfin, que c'est la notion étiologique, qu'il faut mettre en première ligne, qu'on doit faire servir de base à une classification rationnelle.

Dès cette époque, il établissait l'existence de trois cirrhoses: la cirrhose alcoolique, la cirrhose syphilitique, la cirrhose paludique.

Lancereaux ne fut pas suivi dans cette voie.

Après les observations de Requin, de Gubler, après surtout le mémoire d'Ollivier montrant que les lésions de la cirrhose peuvent s'observer sur un organe augmenté et non diminué de volume, les travaux de Hayem, de Cornil, de Hanot, de Charcot confirment la nécessité de considérer au moins deux espèces de cirrhoses, l'une bien connue, classique, représentée par ce foie ratatiné, atrophié, caché sous l'hypochondre qui avait frappé Laënnec; l'autre nouvelle, indécise, dont Hanot signale quelques caractères cliniques et dont le trait le plus frappant pour les premiers observateurs fut le volume exagéré de l'organe. L'École de Paris était donc amenée à reconnaître la pluralité des cirrhoses. Mais, obligée à les classer, elle refuse d'accepter pour base de classification la cause et prend un aspect macroscopique, le volume, ici augmenté, là diminué. Ollivier avait dit : « A côté de la forme commune, atrophique, de cirrhose du foie, il en est une forme plus rare, qui s'accompagne d'augmentation de volume de l'organe : c'est la cirrhose hypertrophique. Je crois avoir démontré, dans le cours de ce travail, que la cirrhose hypertrophique est bien une forme à part et non pas une des périodes de la cirrhose, une cir-

rhose qui n'aurait pas eu le temps d'arriver à l'état parfait. » Charcot tente de pousser plus avant le parallèle
entre la cirrhose atrophique et la cirrhose hypertrophique.
A la différence macroscopique il cherche à superposer une
différence histologique. Reprenant pour son compte l'hypothèse déjà émise par Hanot que la cirrhose hypertrophique est d'origine biliaire, il oppose, dans un schéma
célèbre, la cirrhose hypertrophique biliaire à la cirrhose
atrophique veineuse. Enfin il demande à la clinique des
signes différentiels : l'ascite pour la cirrhose atrophique,
l'ictère pour la cirrhose hypertrophique. Cirrhose alcoolique, cirrhose syphilitique, cirrhose paludéenne, voilà
la classification de Lancereaux ; cirrhose atrophique, cirrhose hypertrophique, voilà la classification de Charcot.

Le schéma de Charcot fut universellement accepté.
A vrai dire, on fit bien quelques objections.

Au nom de l'anatomie pathologique, l'École allemande
rejette la systématisation de Charcot. « Nous avons vu,
disent MM. Kelsch et Wannebroucq, que la nouvelle systématisation n'était pas accueillie partout sans réserve, qu'en
Allemagne, notamment, elle rencontrait chez quelques-
uns une opposition plus vive que raisonnée : tandis que
Thierfelder et Ackermann, le dernier au moins, tout en
contestant la valeur de la base nosographique fixée par
l'École de Paris, se résigne à enregistrer la nouvelle
forme, d'autres observateurs, Brieger, Litten, Birch-
Hirchfeld, Küssner lui contestent sans autre forme de
procès son individualité et persistent à n'y voir que la
phase initiale de la cirrhose vulgaire. » Pour leur propre
compte, tout en se défendant « que leurs critiques, por-

tent atteinte à la partie essentielle de l'œuvre de leur
maître, M. Charcot », ces mêmes auteurs disent : « Nous
avons vu que les caractères histologiques par lesquels on
oppose l'une à l'autre les deux formes de cirrhose, n'ont pas
une valeur absolue, bien qu'ils méritent d'être conservés
dans leur expression générale... — A vrai dire, il ne paraît
pas qu'il y ait une différence essentielle dans les procédés
histologiques, dans la pathogénie des deux formes..... »

M. Sabourin à son tour fait aussi des réserves.

Au nom de la clinique, la systématisation aussi est atta-
quée ; de là les travaux de Surre, de Cyr, de M. le professeur
Diculafoy et de son élève Guiter. Et pour classer ces
cirrhoses qui ne sont pas atrophiques, ni hypertrophiques
non plus, où il y a, contrairement à la théorie, de l'ictère
ou bien de l'ascite, qui ne rentrent enfin dans aucun com-
partiment du cadre de Charcot, le professeur Dieulafoy en
arrive à admettre l'existence et à créer le mot de « cirrhoses mixtes ». « Mais il ne faut pas, dit cet auteur, pousser trop loin l'esprit de systématisation et de classification ; la clinique s'accommode mal de cette sélection en
espèces morbides nettement tranchées, et la lésion est ici,
comme toujours, d'accord avec la clinique. Entre les types
extrêmes, il y a place pour des cas intermédiaires à forme
variable, et la dénomination de cirrhoses mixtes me paraît
devoir leur être appliquée. » Malgré ces restrictions, pourtant, dont la plupart ne dépassaient pas la sphère des
laboratoires, on continuera à admettre avec Charcot deux
espèces de cirrhoses, la cirrhose atrophique et la cirrhose
hypertrophique. Ce sont encore les titres des chapitres
des traités et manuels classiques.

Mais l'étude de cette cirrhose hypertrophique ne tarde pas à montrer qu'elle est un état morbide complexe, et que, par suite, il faut démembrer ce tout artificiel, en classer autrement les éléments. Les travaux de Lancereaux consignés dans les thèses de ses élèves Dupont et Stiepovitch, ceux de Hutinel, de Sabourin, et plus près de nous, de Hanot et Gilbert, mettent particulièrement en relief les cirrhoses hypertrophiques alcooliques : cirrhose hypertrophique diffuse graisseuse (Sabourin), cirrhose hypertrophique alcoolique (Hanot et Gilbert), cirrhose hypertrophique à marche rapide (Hanot), cirrhose interstitielle diffuse (Gilbert et Garnier).

D'autre part, on rattache, à la syphilis, les formes qui lui appartiennent.

Par la force des choses, dans la classification des espèces pathologiques qui s'individualisent, c'est l'étiologie qui reprend sa place prépondérante. On dit bien encore par exemple : cirrhose atrophique alcoolique, cirrhose hypertrophique alcoolique. Mais ces termes atrophique, hypertrophique, ont cessé d'être le caractère principal : la désignation spécifique est cirrhose alcoolique. Nous sommes ramenés, on le voit, inéluctablement, et de tous les côtés, à la classification étiologique, — et tout récemment, nous lisons : « Ce qui doit faire ranger une cirrhose dans tel ou tel groupe, dit M. le Dr Chauffard, c'est moins la considération de la totalité de ses symptômes ou de ses lésions que la notion de son étiologie et de son mode d'évolution. »

La notion capitale, énoncée par Lancereaux en 1870, de la valeur prépondérante de l'étiologie, dans la détermination et la classification des espèces pathologiques, cette notion s'impose comme la conclusion inévitable de tous les travaux faits pendant la période que nous venons de décrire. Cette notion se substitue fatalement à la conception de Charcot, d'une classification symptomatologique, et les travaux de ces vingt dernières années nous amènent à conclure avec Lancereaux : « De même que la classification des végétaux et des animaux repose sur la génération, c'est-à-dire sur la cause originelle, de même la classification des affections organiques, pour être scientifique, doit forcément s'appuyer sur la même base. »

L'accord est près de se faire ; on a nettement déterminé la cirrhose des buveurs, la cirrhose syphilitique, la cirrhose par obstruction biliaire. On hésite encore sur deux points : d'une part, la cirrhose paludique, décrite par Lancereaux, n'est admise que par un certain nombre d'auteurs, et n'a pas encore pénétré dans les traités classiques. D'autre part, un chapitre de la cirrhose hépatique, par une fortune singulière, est demeuré presque complètement en dehors du débat, et reste intact comme un témoignage permanent de l'ancienne conception de Charcot ; nous voulons parler de la cirrhose hypertrophique avec ictère chronique connue encore sous le nom de « maladie de Hanot ». C'est l'étude de ces deux questions, dont nous espérons démontrer la connexité, qui nous a suggéré ce travail.

Nous nous proposons de démontrer qu'il faut cesser de considérer comme une espèce pathologique légitime la « maladie de Hanot ». Il s'agit là d'un assemblage symptomatique à démembrer, auquel ne correspondent ni une base anatomique fixe, ni une étiologie précise.

Nous nous proposons également de prouver la nécessité d'admettre définitivement une espèce particulière de cirrhose, la cirrhose paludique.

Ce type a été décrit pour la première fois par notre maître M. le Dr Lancereaux dans son atlas d'anatomie pathológique (1870), sous la dénomination de cirrhose paludéenne. « La cirrhose paludéenne, à son tour, dit-il, se distingue des précédentes lésions (foie alcoolique, foie syphilitique) par l'aspect lisse ou peu granulé de la surface du foie, l'augmentation considérable du volume de cette glande, sans atrophie consécutive bien manifeste, et surtout par la coexistence d'une grande abondance de pigment sanguin plutôt que biliaire à l'intérieur des cellules hépatiques ; la prolifération conjonctive se retrouve dans toutes les parties de la glande, à l'intérieur même des lobules. Toutefois, comme ce nouveau tissu se rétracte généralement peu, il en résulte que l'ascite est beaucoup plus rare que dans la cirrhose alcoolique ; par contre, l'ictère est beaucoup plus commun, sans doute à cause de l'altération concomitante du liquide sanguin et à cause de la modification subie par les cellules hépatiques. »

C'est ce type particulier d'hépatite que nous retrouverons dans quelques-unes des cirrhoses hypertrophiques avec ictère chronique que Hanot a confondues dans une même description, alliant, du fait seul d'analogies symptomatiques, des cirrhoses alcooliques, paludiques, syphilitiques, biliaires par obstruction.

ÉTUDE CRITIQUE SUR LA CIRRHOSE HYPERTROPHIQUE
AVEC ICTÈRE CHRONIQUE OU « MALADIE DE HANOT »

Hanot, en dénommant l'ensemble pathologique qu'il a
décrit cirrhose hypertrophique avec ictère chronique, se
range parmi les auteurs qui ont accepté la classification
symptomatologique défendue par Charcot. S'il accorde
que la cirrhose hypertrophique du foie est un état morbide complexe, il n'en reconnaît pas moins que le caractère primordial qui en permet la classification est l'hypertrophie, opposée à l'atrophie, et, dans cet état complexe,
la caractéristique secondaire « avec ictère chronique » qui
individualise la forme particulière qu'il étudie, est encore
une caractéristique symptomatologique. Analysons donc
les éléments de cette cirrhose particulière, qui ne se réclame
nullement de l'étiologie, et voyons s'il convient de conserver, en face des cirrhoses bien connues et classées étiologiquement, cet exemple unique, mais déroutant, d'une
affection qui à elle seule suffirait à justifier la classification symptomatologique.

Hanot cite à l'appui de la thèse qu'il soutient 17 observations. De la lecture attentive de ces observations, nous

paraît découler cette conclusion que tous les cas cités ne sont nullement comparables.

Une première catégorie de faits apparaît nettement aujourd'hui comme formée de types de cirrhose alcoolique ; l'observation empruntée à Decaudin est un beau cas de cirrhose alcoolique graisseuse avec ictère. Hanot lui-même hésitait déjà à la placer dans sa description. « Cette observation, dit-il, si elle restait dans le cadre de la maladie qui m'occupe, serait ainsi un exemple de la forme à marche rapide ». Sabourin la citera textuellement comme un type parfait de la forme qu'il dénomme cirrhose hypertrophique graisseuse alcoolique.

Les observations empruntées à M. le professeur Cornil (obs. VI, obs. VII) sont également des cas de cirrhose alcoolique. Tout y est : les habitudes des malades, l'apparition précoce des phénomènes d'altération profonde de l'organisme, ictère intense, hémorrhagies profuses, et surtout, caractère capital, marche rapide des accidents. Le premier malade, garçon marchand de vins, ne survivra pas 3 ans aux premières manifestations morbides. Le second, soldat en Afrique, avait l'habitude de boire de l'eau-de-vie et de l'absinthe, et prenait depuis longtemps, tous les matins, un petit verre d'eau-de-vie. L'évolution des accidents qu'il présente ne dépasse pas 8 mois. L'observation XI (Hanot) concerne un typographe qui a fait quelques excès alcooliques, et qui meurt avec du mélœna moins de 2 ans après la première attaque d'ictère.

A côté de ces cas qui ressortissent à la cirrhose alcoolique, apparaît une autre catégorie de faits où l'analyse permet de retrouver les signes de la cirrhose biliaire par rétention. L'observation empruntée à la thèse de Gubler est caractéristique et nous montre « des conduits cholédoque, cystique et hépatiques où la dissection a révélé un épaississement marqué de leurs parois, qui étaient environnées d'un tissu cellulaire dense ». « Mais les divisions principales du canal hépatique, spécialement du côté du lobe droit, présentent des altérations très importantes. Elles ont un calibre double de celui du tronc et leurs parois sont considérablement épaissies. Leur cavité est remplie d'une boue noirâtre qui n'est qu'un dépôt de matière biliaire et de concrétions de la même substance. La plus grosse de ces concrétions, qui peut égaler le volume d'une olive... » L'évolution a ici duré 2 ans et cette marche rapide s'est accompagnée de purpura. L'observation X empruntée à Fiouppe, où, dès le début, apparaît une hématémèse, puis des épistaxis, enfin plus tardivement de l'ascite, a une durée de 3 ans. Le foie est ici diminué de volume; les parois de la vésicule biliaire sont plus épaisses qu'à l'état normal, enfin l'examen histologique du foie montre, dans certains points, une hyperplasie considérable des dernières ramifications biliaires.

Dans l'observation IV que Hanot reproduit d'après Frerichs, même évolution rapide en 18 mois, mais les détails cliniques manquent. Ne peut-on pas songer à la syphilis quand on lit : « Le cas suivant offre beaucoup d'intérêt à cause du développement considérable de la dégénérescence colloïde ou lardacée qui avait augmenté d'une manière énorme le volume du foie et de la rate. L'infiltration colloïde des ganglions lymphatiques de la scissure du foie avait provoqué un ictère intense ». Et plus loin : « Mort par péritonite aiguë et pneumonie. A l'autopsie, foie lardacé, granuleux, rate lardacée, infiltration des glandes de la scissure du foie et de la région inguinale. — La surface du foie est couverte de nombreuses tubérosités parfois réunies en groupe. Çà et là, on découvre des rétractions cicatricielles profondes ; la face inférieure fait corps avec l'estomac, le côlon, le duodénum, le petit épiploon ; hypertrophie surtout du lobe gauche. » Frerichs dit ailleurs : « Cette masse ganglionnaire comprime les conduits biliaires excréteurs, qui n'offrent d'ailleurs aucune altération, mais sont seulement dilatés au-dessus du point comprimé. La vésicule renferme quelques petits calculs brûnâtres. »

Même difficulté d'interprétation pour l'observation VIII citée d'après Cornil, car, là non plus, point d'histoire clinique pour nous guider. Aucune mention de l'état macroscopique des voies biliaires. Affection rapidement terminée en quelques semaines par ictère grave ; à l'autopsie, foie gras ; ces deux éléments suffisent cependant pour que nous séparions ces cas de ceux que nous examinerons ultérieurement ; il en est encore de même pour l'observation II, où la durée a été de moins d'une année. Le cas si souvent reproduit de M. le professeur Jaccoud (obs. V), où les événements se déroulèrent en 18 mois et où l'ictère s'est accompagné, dès l'origine, d'épistaxis et d'hémoptysies, puis compliqué d'ascite, où l'autopsie enfin a montré un foie lardacé ou cireux, en même temps que sclérosé, est difficile à classer en l'absence de renseignements plus circonstanciés.

Tous ces cas que nous venons d'étudier ne sont donc nullement comparables, ni dans leur cause, ni dans leur aspect macroscopique. Ils n'ont été rassemblés en un même groupe que parce que, dans tous ces cas, le foie est gros, et leur analogie a semblé augmenter du fait de l'ictère qui, en traduisant la dégénérescence épithéliale, marquait en même temps le début d'accidents graves, à évolution rapide.

Mais que de différences dans l'évolution, et tenant à la cause. S'agit-il de cirrhose biliaire ? Le tableau clinique, si l'on n'intervient pas, se déroule en 2 ou 3 années, pas plus ; la connaissance de la lésion nous permet par contre d'espérer dans des cas analogues la guérison du fait d'une intervention levant l'obstacle au cours de la bile. S'agit-il au contraire de ces foies atteints de cirrhose alcoolique où l'altération épithéliale se greffe sur la lésion du tissu conjonctif ? C'est par mois, parfois par semaines, que se compte la durée de l'affection marchant sans recours vers la terminaison fatale. Quelle valeur accorder à la méthode qui met sous la même rubrique des cas aussi dissemblables ?

Et nous n'avons pas encore parlé du troisième groupe de faits dont l'évolution, comparée à celle des deux catégories de faits précédents, montre des différences plus grandes encore. L'observation de Sp. Dominique et les observations IX, XII, XIII, XIV, XV constituent par leur ensemble un type bien net, qui se reproduit, sauf quelques variantes, toujours identique.

Les chapitres suivants détermineront ce type, et nous montreront qu'il doit justement être décrit sous le nom de cirrhose paludique.

Ainsi, il résulte de cet examen critique du travail de Hanot, fait au point de vue clinique, que cet auteur a arbitrairement rassemblé, sous le nom de cirrhose hypertrophique avec ictère chronique, plusieurs affections totalement dissemblables, qu'il convient de séparer et de remettre dans le cadre des maladies auxquelles elles appartiennent respectivement et qu'il faut par suite nommer cirrhose alcoolique, cirrhose syphilitique, cirrhose biliaire par rétention, enfin cirrhose paludique.

Nous ne saurions donc nous étonner si, à cet assemblage clinique artificiel, Hanot n'a pu superposer qu'une lésion banale et contingente.

Ce qui frappe d'abord Hanot dans l'étude anatomique des cas consignés dans sa thèse, c'est de constater, au milieu des larges placards de sclérose, ces figures signalées récemment alors par Cornil et nommées néo-canalicules biliaires. En 1893, il écrit encore : « Le tissu hyperplasié est parcouru dans toute son étendue par un grand nombre de fins canalicules allongés, bien colorés par le carmin. » Nous ne referons pas ici l'historique de ces formations cellulaires, très bien traité dans le mémoire de MM. Kelsch et Kiener paru dans les *Archives de physiologie*, 1887. Nous ne discutons pas ici leur signification précise, car c'est là problème de pathologie hépatique générale. Il nous suffit de rappeler qu'il s'agit en l'espèce de travées cellulaires modifiées et non pas de canaux biliaires de nouvelle formation, comme semblerait l'indiquer le nom que pourtant nous continuerons à leur conserver. Mais nous insistons sur ce fait que, de l'avis de tous les auteurs, ces néo-canalicules se rencontrent dans les

cirrhoses les plus différentes, aussi bien dans la cirrhose
alcoolique que dans la cirrhose paludique, dans la cirrhose
syphilitique et dans la cirhose biliaire par rétention.
C'est Hanot qui a écrit : « De cette longue discussion
sur la genèse des canalicules biliaires de nouvelle formation se dégage cette conclusion, que, loin d'être l'apa-
nage exclusif de la cirrhose hypertrophique, ces canalicules se voient trop fréquemment dans les autres affections
pour qu'on puisse leur assigner un rôle prépondérant dans
le processus pathologique que j'étudie. Ils se montrent, ici
comme là, sous l'influence des mêmes causes, ils ne peuvent
nullement servir de caractère distinctif. » Et ailleurs :
« On ne saurait trop le répéter, ces pseudo-canalicules
biliaires ne sont nullement particuliers à la cirrhose hypertrophique ; on les rencontre dans la plupart des lésions
aiguës, subaiguës ou chroniques du foie, et à l'occasion
même dans la cirrhose hypertrophique biliaire, où ils ne
sont plus dès lors qu'une lésion banale là comme ailleurs. »

Cette lésion sur laquelle Hanot insistait dans sa thèse,
ne peut donc être considérée comme spécifique. Non seulement c'est une lésion du parenchyme hépatique sécréteur, non de l'appareil biliaire excréteur, mais encore et
surtout cette lésion existe dans diverses espèces de cirrhose. Son ubiquité lui enlève toute valeur spécifique.

Puisqu'il faut abandonner ce critériun anatomique,
signe banal, quelles sont donc les lésions biliaires sur
lesquelles Hanot insiste dans ses travaux ultérieurs ?
« Bien autrement importants, dit-il, nous paraissent les
lésions que présentent les canaux biliaires portes, les
canalicules de moyen calibre. J'ai eu soin, du reste,

diinsister dans ma thèse sur le catarrhe dont ils sont le siège et sur l'hypertrophie considérable qui se forme autour d'eux. »

Angiocholite et périangiocholite des canalicules de moyen calibre, voilà pour Hanot et son école la nouvelle caractéristique de l'affection.

Si nous éliminons à priori les cas I et X où la cirrhose biliaire par rétention est très évidente, qui, par suite, présentent les lésions des voies biliaires, mais doivent être restitués à l'espèce déjà connue, et non pas rangés dans une espèce pathologique nouvelle, nous constatons immédiatement que, dans les observations de sa thèse, toutes les fois où l'état des voies biliaires a été noté, ce qu'on a décrit, ce sont les futurs « néo-canalicules biliaires ». On retrouve tous leurs caractères dans les citations qui suivent : (Obs. Pitres-Sp. Dom.) :

« On constate que les canaux biliaires interlobulaires sont très peu nombreux dans les bandes de sclérose, et qu'ils sont à peine augmentés de volume, en outre, tous ceux que le rasoir a coupés en travers ont leur cavité entièrement remplie par des cellules rondes, et entassées les unes contre les autres et ceux sur lesquels la coupe a porté longitudinalement paraissent transformés en cylindres pleins, par l'accumulation de ces mêmes éléments arrondis, dans lesquels on ne reconnaît plus les caractères de l'épithélium normal des canaux biliaires. »

« Il y a presque partout des canalicules biliaires très nombreux, les uns affectant un trajet parallèle aux lignes de séparation des lobules, les autres disposés sous forme de réseau. » (Obs, VI.)

« Dans ce tissu, lorsqu'il a été coloré au carmin et traité par l'acide acétique, on voit un grand nombre de canaux biliaires avec leurs cellules colorées et caractéristiques. » (Obs. VII.)

« Canaux biliaires intra lobulaires remplis de concrétions biliaires. Dans le tissu conjonctif périlobulaire, les canaux bilaires sont très nombreux et faciles à étudier ; les uns sont dirigés parallèlement à la limite circulaire des lobules, les autres forment un réseau dans le tissu cirrhotique. Tous présentent des cellules cubiques, colorées en jaune verdâtre clair par la bile. Cette couleur n'empêche pas d'y voir les noyaux et les granulations protoplasmiques. » (Obs. VIII.)

« Dans le tissu conjonctif extra lobulaire serpentent un grand nombre de canalicules biliaires très flexueux qui ont jusqu'à 0^{mm},05 de diamètre. Ces canalicules sont vus, soit dans le sens longitudinal, soit dans le sens transversal ; quelques-uns sont uniquement tapissés par une seule couche de petites cellules polyédriques, d'autres sont comme bordés de ces cellules qui les remplissent et les distendent plus ou moins régulièrement. Çà et là les cellules en grand nombre sont plus ou moins infiltrées de granulations pigmentaires, jaunâtres. En beaucoup de points, les faisceaux du tissu conjonctif fibrillaire sont disposés en trousseaux qui suivent parallèlement la paroi des canalicules autour desquels ils sont comme tissés, formant là autour de ces canalicules une sorte de gaine fibroïde adventice qui a jusqu'à la moitié de la largeur du canalicule lui-même. Les canalicules biliaires vont en s'amincissant de plus en plus jusque dans la zone conjonctive qui empiète sur le lobule et où on les perd. Là, ils sont complètement remplis de cellules plus ou moins aplaties et en d'autres points de granulations pigmentaires jaunâtres. » (Obs. XII.)

« Ces faisceaux du tissu conjonctif, fibrillaire, qui s'entre-croisent dans tous les sens, sont sillonnés de nombreux canalicules biliaires, ils forment comme des réseaux capillaires et sont complètement remplis de granulations pigmentaires jaunes ou verdâtres ; on distingue, au milieu de ces granulations, des petites cellules polyédriques se rapprochant plus ou moins de la forme cubique et contenant elles-mêmes des granulations pigmentaires. » (Obs. XIII.)

L'observation XV, d'après M. le professeur Hayem, est très détaillée : « Le tissu conjonctif hypertrophié est, en outre, parcouru par de nombreux canaux biliaires plus ou moins modifiés. Dans les tractus extralobulaires, ces canaux biliaires forment de riches réseaux très élégants et très serrés, dont les mailles extrêmement irrégulières sont en général carrées ou rectangulaires.

« Les canaux moyens ont l'apparence d'une colonne épithéliale pleine formée de deux ou trois rangées de cellules assez régulières, cubiques ou un peu rectangulaires. Enfin, les canaux les plus fins sont représentés par une seule rangée de cellules plus allongées encore, d'aspect pavimenteux.

« Beaucoup de ces canaux, et particulièrement les moyens, sont moniliformes, et leur abondance en certains points est tout à fait remarquable, en ce sens que, dans l'épaisseur d'un seul tractus, on en compte souvent 12 ou 15

qui sont reliés entre eux par de courtes branches anasto-
motiques. Quelques-uns d'entre eux sont entourés par des
amas cellulaires que nous avons décrits ; mais il n'y a pas
de rapport évident entre les deux lésions.

« Les réseaux des canaux biliaires n'appartiennent pas
exclusivement au tissu conjonctif extralobulaire : il en
existe de semblables dans la charpente conjonctive des
acini. A ce niveau, dans la zone périphérique, rendue
claire et d'une étude plus facile par la disposition des
cellules hépatiques, ces réseaux comprennent des canaux
capillaires ; mais dans le centre des acini, on n'aperçoit
qu'un réseau très fin de capillaires qui se perdent au milieu
des autres éléments du tissu hépatique. »

M. le professeur Hayem insiste à peine sur l'altération
des canaux assez volumineux, réservant toute sa description si minutieuse à l'état des néo-canalicules.

« Les gros canaux se voient au centre même des
tractus extralobulaires et dans le voisinage des vaisseaux;
ils sont tapissés par un épithélium cubique régulièrement
disposé qui laisse une lumière plus ou moins large.
Dans beaucoup d'entre eux, cette lumière est obstruée par
une prolifération de cellules épithéliales et quelquefois
aussi par une certaine quantité de matière granuleuse. »

Il souligne d'ailleurs la caractéristique essentielle de la
lésion qu'il invoque quand il conclut :

« On retrouve dans ces cas de cirrhose hypertrophique
des lésions des canaux biliaires tout à fait analogues à
celles dont M. Cornil a donné récemment la description. »

D'ailleurs, le doute n'est pas possible, car la description
la plus complète de ce réseau des « néo-canalicules »

« flexueux », « se dichotomisant », « formant leurs arabesques », appartient à l'observation XIII, où Hanot étudie un cas personnel. Ce cas, nous l'avons vu d'ailleurs, est une cirrhose alcoolique veineuse à évolution rapide.

Reportons-nous enfin aux deux figures de la planche qui termine la thèse. Nous ne voyons là en réalité que des néo-canalicules « au sein d'un tissu de sclérose ».

En résumé, dans le premier travail de Hanot, l'angiocholite n'apparaît pas démontrée, puisque les figures considérées comme un canal biliaire enflammé n'ont rien à voir avec un canal biliaire, que ces canalicules ou « néo-canalicules biliaires » n'ont de biliaire que le nom. Les faits ne nous donnent pas davantage le droit d'admettre une périangiocholite consécutive; aussi, quand nous lisons, observation XIII : « Souvent autour des canalicules (lire néo-canalicules), le tissu conjonctif extra-lobulaire est un peu plus serré que partout ailleurs, et forme là une sorte de gaine fibroïde », nous ne pouvons conclure avec Hanot : « Il existe donc là une véritable périangiocholite. »

Angiocholite et périangiocholite invoquées existent-elles dans les observations qui ont suivi les travaux établissant la non-valeur des néo-canalicules biliaires ?

En 1887, décrivant le foie (obs. XII de ce mémoire), Hanot et Schachmann diront :

« Dans chaque espace, on compte une, deux ou plusieurs coupes de canalicules biliaires de diamètre assez considérable.

« Chacun d'eux est entouré d'une épaisse gaine de tissu conjonctif formé par des faisceaux de fibres. La lumière du canal est bordée par une ou deux rangées de cellules cubiques fortement colorées en rouge, à noyaux bien marqués. La lumière est souvent libre, parfois encombrée par les cellules. A côté de ces coupes transversales, on en rencontre de disposées longitudinalement, présentant en tout les mêmes caractères que les précédents. Cette coloration et surtout cette épaisseur des gaines des canalicules tranchent vivement sur les parois des veines portes, qui sont assurément plus épaisses qu'à l'état normal mais ne présentent pas, à beaucoup près, une épaisseur égale à celle des canaux biliaires. La proportion des uns aux autres peut être évaluée à 2 pour les parois canaliculaires et à 1 pour les parois veineuses... »

Pouvons-nous accorder que l'angiocholite est caractérisée par « une coloration plus intense des noyaux » ? Pareille opinion ne nous paraît guère acceptable, quand nous nous rappelons qu'un des premiers signes de l'inflammation épithéliale est l'altération et, en particulier, la difficulté pour le noyau de fixer les colorants. Et de ce que la lumière, souvent libre, est parfois encombrée de cellules, il y a loin de cette altération partielle, disséminée, complication ultime probable ou seulement altération cadavérique, à une lésion systématisée, tenant sous sa dépendance la sclérose uniforme, générale, caractéristique de l'affection.

D'autre part, dire qu'il y a périangiocholite et lui attacher la même valeur de lésion systématique et prépondérante quand il n'y a qu'une simple question de proportion entre l'épaisseur des parois veineuses et celle des parois des canaux biliaires, c'est là aussi une affirmation qui nous paraît encore à démontrer, car, si l'on accepte la périangiocholite, il faut aussi admettre la péripyléphlébite, et l'on ne peut conclure que l'une soit antérieure à l'autre, la périangiocholite, la cause, la péripyléphlébite, l'effet.

Ackermann, en Allemagne, Hayem, en France, pour ne citer que ces deux auteurs, malgré le soin méticuleux qu'ils ont apporté à l'examen microscopique, refusent d'admettre cette périangiocholite qu'ils n'ont jamais retrouvée. Nous avons, à notre tour, toujours constaté l'intégrité absolue des voies de la bile et l'absence de tout rapport entre les amas de cellules embryonnaires et les canaux biliaires. Au surplus, nous ne nions pas la possibilité, dans certains cas, de rencontrer, à titre de complication, ces lésions. Mais angiocholite et périangiocholite ne pourraient être déjà lésions spécifiques, puisqu'elles ne s'observent pas toujours ; il y a plus, elles ne le peuvent absolument pas, puisqu'on les rencontre ailleurs. Hanot, en 1892, écrira : « Les affections hépatiques semblent se compliquer volontiers de catarrhe des canaux biliaires, et par conséquent d'ictère. C'est même ce qui se voit parfois pour la cirrhose atrophique (cirrhose alcoolique), où l'ictère est d'ailleurs rarement accusé. » Sabourin, Kelsch feront la même constatation.

Nous sommes donc forcés de conclure : absence possible, même fréquente d'une part, banalité d'autre part, voilà les deux constatations qui enlèvent toute possibilité d'accorder à l'angiocholite et à la périangiocholite la moindre valeur spécifique.

Ne voit-on pas d'ailleurs que ce critérium anatomique était peu satisfaisant pour Hanot lui-même, puisque, dans la thèse de Schachmann, en 1887, il relégua au second

plan angiocholite et périangiocholite, pour accorder que
le principal caractère de la nouvelle affection est « le con-
traste entre l'hyperplasie conjonctive diffuse et très abondante, et l'hypertrophie avec conservation parfaite de la
plupart des cellules hépatiques, qui n'ont de tendance à
subir ni la dégénérescence graisseuse, ni à s'infiltrer de
pigment biliaire ». Ailleurs : « L'état des cellules hépatiques suffit à lui seul pour singulariser la cirrhose hypertrophique avec ictère. »

Nous aurions pu prévoir qu'à l'assemblage clinique
artificiel ne pouvait guère correspondre une lésion anatomique caractéristique. Nous avons préféré exposer les
faits, montrer l'ubiquité de la lésion biliaire, invoquée
comme caractéristique par Hanot et son école, et qu'il faut
seulement considérer comme une complication possible,
contingente, sans valeur spécifique. L'anatomie pathologique a confirmé ainsi indirectement le jugement porté
au nom de la clinique.

L'examen du chapitre étiologie de la «maladie de Hanot»
va nous donner pour la troisième fois la preuve que sous
ce nom sont rassemblés des éléments non comparables.
Pour ces types cliniques disparates, présentant des lésions
anatomiques disparates, les auteurs vont invoquer aussi
des causes disparates.

« L'étiologie est banale, dit Hanot. Le séjour dans les
climats chauds, la fièvre intermittente, l'alcoolisme, etc.,
semblent jouer parfois le rôle de cause déterminante ;
mais plus souvent encore celle-ci nous échappe. » Ailleurs,
« son étiologie est tellement banale que l'on s'étonne de la
rareté de cette affection ».

M. le Dr Gilbert écrira : « La maladie de Hanot est donc due à une infection ascendante par des microbes vulgaires. Nous ne croyons pas à l'existence d'une cause spécifique, parce que ce qui fait la spécificité apparente de la maladie, à notre avis, c'est sa localisation aux petites voies biliaires, et parce que l'absence de toute étiologie saisissable dans les observations publiées plaide en faveur d'une infection puisée dans l'organisme même, enfin parce que les germes trouvés jusqu'à présent par les observateurs dans les rares faits positifs (Gilbert, Gastou, Gilbert et Fournier) ont été différents. »

De l'étude critique que nous venons de faire de la « maladie de Hanot », il nous paraît résulter cette conclusion formelle : Sous le nom de « maladie de Hanot », on rassemble artificiellement des espèces pathologiques variées ; aussi bien au point de vue clinique qu'anatomo-pathologique ou étiologique, rien ne justifie cette synthèse arbitraire. Il est impossible de classer les cirrhoses en prenant comme base un caractère aussi contingent que le volume de l'organe, même en restreignant l'ensemble ; cirrhose hypertrophique, par la désignation spéciale : avec ictère. On accouple ainsi des cirrhoses à évolution toujours rapide et fatale, avec des hépatites qui peuvent durer 10 et 15 ans, avec des affections qui peuvent même guérir, des cirrhoses alcooliques avec des cirrhoses syphilitiques, des cirrhoses compliquant la lithiase biliaire avec celles relevant du paludisme. Il serait même facile de prouver que la confusion dépasse même le cadre des cirrhoses ; nous n'en donnerons qu'un exemple, le cas intitulé par Kiener « maladie de Hanot », qui peut en effet être dé=

nommé ainsi puisque le foie était gros, qu'il y avait de l'ictère, que l'étiologie était indéterminée, cas dont Hanot a d'ailleurs cité dans sa monographie de 1892 la description histologique comme un type parfait de la « maladie » qui porte son nom. Ce foie, où la multiplication cellulaire est telle que « les trabécules 3 ou 4 fois plus larges, quelquefois tubulés, sans tendance à l'évolution nodulaire, comprennent 6 à 8 et même 10 cellules dans la largeur avec des noyaux en karyokinèse », nous apparaît ainsi qu'à Schachmann qui en a fait déjà la critique, comme un foie cancéreux, et l'évolution très rapide de l'affection, en 10 mois, concorde bien avec ce qu'on sait de la marche de l'adéno-épithélioma.

Il faut donc rayer du cadre nosologique l'assemblage « maladie de Hanot » et en rendre les éléments arbitrairement accolés aux différentes lésions pathologiques auxquelles ils appartiennent. Cependant, nous devons ici éviter un malentendu. La « maladie de Hanot » en effet a été encore dénommée cirrhose biliaire, mais nous avons montré ce qu'il fallait penser de cette équivalence; aussi ces deux affirmations ne se contredisent-elles pas : « il n'y a pas une maladie de Hanot » et « il y a une cirrhose biliaire », que nous nommerons toujours cirrhose par obstruction biliaire, englobant sous ce nom toutes les cirrhoses qui relèvent d'un arrêt dans le cours de la bile. Au surplus, de nombreux travaux ont mis hors de doute l'existence de cette cirrhose biliaire : Hanot en cite de fort beaux cas dans sa thèse (obs. I, X); ce sont ces cas, et non tous ceux qu'il a rassemblés, qu'il a le droit de rapprocher des faits de Pierret, de Pitres. C'est à cette

cirrhose par obstruction que se rapportent les expériences
tentées par Charcot et Gombaut. Nous ne les rappelons ici
d'ailleurs que pour mémoire, car les conclusions n'en sont
plus admises aujourd'hui. Il était déjà difficile de comprendre comment après une, deux, trois semaines au
maximum, le foie du cobaye pouvait présenter une cirrhose
à tissu adulte et à bandes de tissu conjonctif aussi épaisses
que les zones de parenchyme entourées. Nous retrouvons
au contraire dans les protocoles d'expériences toute la série
des lésions septiques péritonéales et biliaires : péritonite
périhépatique et abdominale (exp. 5), perforation d'une
anse intestinale (exp. 6), quelques petits abcès dans la paroi
du canal cholédoque (exp. 5), et partout de petits amas de
leucocytes, abcès au début, et non pas les lésions d'une
cirrhose... La contre-épreuve expérimentale a d'ailleurs été
donnée : Straus, Steinhaus ont montré que la ligature asep-
tique du canal cholédoque ne détermine aucune cirrhose.

Dans ces dernières années, de nombreux cas de cirrhose
biliaire par obstruction ont été publiés. L'observation lue
par M. le Dr Gilbert à la Société de Biologie (10 juillet 1897)
est un exemple très intéressant d'accidents septiques con-
sécutifs à une lésion biliaire, et terminés par angiocholite
oblitérante, chez une femme d'ailleurs paludique.

Avec tous ces auteurs, nous reconnaissons l'existence
de cette espèce de cirrhose relevant d'une cause bien
déterminée, obstacle au cours de la bile et infection surajoutée, à lésion nettement systématisée autour des voies biliaires, à évolution particulière que nous aurons à résumer
quand nous la diagnostiquerons d'avec la cirrhose paludique. Grâce à ces trois caractères, cette cirrhose est parfai-

tement individualisée et rentre dans la classification que nous avons adoptée. Mais nous ne pouvons accorder à Charcot, à Hanot, et, plus près de nous, à M. le Dr Gilbert, qu'il faille élargir ce cadre de la cirrhose biliaire par obstruction pour y faire rentrer les cas artificiellement groupés sous le nom de cirrhose hypertrophique avec ictère. En particulier, nous estimons qu'on ne peut souscrire à cette assimilation que propose M. le Dr Gilbert quand il dit à la suite de l'observation rapportée ci-dessus (Société de Biologie, 1897) : « Par ces caractères anatomiques, comme aussi par l'évolution même de l'affection, ce cas se rapproche singulièrement de la maladie que Hanot a individualisée sous le nom de cirrhose hypertrophique avec ictère chronique... En réalité. il nous paraît impossible de ne pas voir dans le cas que nous rapportons, comme dans tous les cas analogues, des exemples typiques de cirrhose hypertrophique avec ictère chronique. »

Il n'est pas légitime de s'appuyer sur certains cas intitulés à tort « cirrhose hypertrophique avec ictère », puisque ce sont des cas de cirrhose biliaire par obstruction, pour en déduire qu'on peut comparer à cette cirrhose biliaire par obstruction tous les autres cas qu'on a arbitrairement accolés aux premiers, sous le prétexte que, comme eux, ils présentent un gros foie et un ictère analogue.

En d'autres termes, si la maladie de Hanot ressemble à la cirrhose biliaire par obstruction, c'est que, parmi les éléments hétérogènes dont elle est faite, il y a des cirrhoses biliaires par obstruction. Il n'y a donc pas à parler ici d'analogie pour l'ensemble, mais bien d'identité pour certains éléments de cet ensemble. Si nous faisions ren-

trer, comme il est juste, ces cas par obstruction dans la cirrhose à laquelle ils appartiennent, la physionomie de la
maladie de Hanot perdrait tous les traits par où elle semble
être une affection biliaire. Et réciproquement, n'apparaît-
il pas que, si nous soulignions sans plus de raison certains
autres des éléments qui la constituent, nous pourrions dire
aussi bien que cet ensemble « la maladie de Hanot » est
une cirrhose alcoolique hypertrophique, puisque Hanot
y a fait rentrer des cas de cirrhose avec gros foie et causés
par l'alcool ?

En résumé, nier, comme nous le faisons, la légitimité de
la « maladie de Hanot », ou cirrhose hypertrophique avec
ictère chronique, c'est rompre le lien artificiel qui réunit
sous ce nom des cas disparates ; — ce n'est pas, en particulier, nier la cirrhose biliaire par obstruction, c'est au
contraire lui restituer, à elle, comme à chacune des autres
cirrhoses, les cas qu'on en avait détachés pour une synthèse arbitraire.

L'HÉPATITE CHRONIQUE PALUDIQUE

Étude clinique.

L'étude que nous entreprenons d'une espèce d'hépatite interstitielle chronique, que nous nommerons dès maintenant hépatite chronique ou cirrhose paludique (sous la réserve de la justification ultérieure de cette désignation), repose sur les observations réunies à la fin de ce travail. Nous en avons emprunté quelques-unes à la thèse même de Hanot (Observ. IX, XII, XIII, XIV, XV et Sp. Dominique), où nous les avons isolées parmi les cirrhoses alcooliques, syphilitiques, biliaires par rétention, auxquelles elles étaient mêlées.

Ce sera d'ailleurs sous ce même nom de cirrhose hypertrophique avec ictère chronique ou ses synonymes, cirrhose hypertrophique biliaire, maladie de Hanot, que la plupart des observations que nous utilisons ont été publiées par leurs auteurs.

L'observation clinique que nous avons pu recueillir cette année même dans le service de M. le Dʳ Rendu, dont nous avons l'honneur d'être l'interne, est un bel exemple de l'affection qui nous occupe. Nous la citons intégralement.

OBSERVATION

Aymé, J.-B., âgé de 49 ans, célibataire, terrassier, né à Veyrac, arrondissement de Gourdon (Lot), entre le 13 mai 1901 salle Trousseau, où il est couché n° 12.

A. H. — Père mort (?), mère morte à 77 ans, avait été bien portant, 4 enfants : 2 sœurs aînées bien portantes, le malade, un frère mort à 8 ans de dysenterie (?).

A. P. — Vers 8 ou 9 ans céphalée et bourdonnements dans l'oreille gauche ; l'ouïe reste faible de ce côté et parfois aussi de l'autre. — Ni scarlatine, ni rougeole, ni variole. — A 14 ans était encore peu développé. — A 18 ans, fièvre typhoïde sérieuse. — A 21 ans réformé pour faiblesse de constitution. — Il travailla la terre dans son pays jusqu'à l'âge de 24 ans. Puis il va à Bordeaux. C'est là qu'à 26 ans il semble avoir contracté la syphilis; cependant il eut en même temps qu'un chancre un « poulain » dans l'aine, mais vers 43 ans il a présenté un groupe d'éléments éruptifs en couronne à la face interne de la jambe droite et à la cuisse gauche et fut soigné alors à Boucicaut où il prit du sirop de Gibert. Persistent aux lésions indiquées des cicatrices légèrement déprimées au centre, pigmentées au pourtour.

Il travaille à Bordeaux comme terrassier, près la gare du Nord, rue de Queyrie, où il creuse des tranchées, puis à la construction de quais. de digues, enfin de casernes. Après 6 mois, il est pris d'accès de fièvre qu'il décrit ainsi : Bien portant le matin, vers 2 ou 3 heures de l'après-midi, parfois pendant la sieste, le malade a un frisson intense le faisant trembler et claquer des dents pendant une demi-heure. Il se couchait où il se trouvait, une fois, à même le quai où il débardait du charbon, et pendant 1 heure ressentait une chaleur intense, à laquelle succédaient des sueurs abondantes. L'accès terminé, il était incapable de reprendre son travail, mais le lendemain il était à l'ouvrage. — Le 2ᵉ ou 3ᵉ jour (le malade ne spécifie pas), même accès et ainsi à deux ou trois reprises. Ces accès persistent 2 années, mais il avait appris à les

« couper » avec des pilules de quinine. Le teint restait clair.

Après trois ans passés à Bordeaux, il vient à Paris et travaille dans les usines à gaz, pendant 15 ans. Il eut la première année de son séjour à Paris, à l'usine de Passy, un accès semblable à ceux de Bordeaux. Il doit quitter son travail et se coucher contre une cheminée « comme un chien » sans pouvoir se réchauffer. L'accès dura une paire d'heures.

Depuis 7 à 8 ans, il est terrassier, mais travaille surtout dans les égouts. Plus d'accès fébriles, mais, malgré le soin qu'il met à se couvrir, il a toujours froid la nuit.

Le début apparent de son affection actuelle semble remonter à 2 ans. — Depuis cette époque il est obligé de s'arrêter 8 jours après 15 jours de travail; la fatigue arrive vite et s'accompagne de céphalée, de prostration. Le soir, il remarque que son ventre gonfle, mais il n'a ni vomissement ni diarrhée. — C'est à ce moment qu'il note en donnant la main que sa peau est plus foncée, plus brun jaune que celle de ses compagnons. Aux yeux peu de chose (?).

En 1898, soigné à Boucicaut pour une pneumonie gauche. Envoyé en convalescence à Vincennes.

Il se présente en octobre 1899 à la consultation de Necker et le médecin veut le faire entrer, car il a constaté que le foie est gros.

Après avoir travaillé par intermittence d'octobre à mars, il entre une première fois dans le service de notre maître M. le Dr Rendu, salle Trousseau, où il reste du 12 mars au 9 avril. On constate à ce moment que le foie est gros, qu'il n'y a pas de liquide dans le ventre; la rate n'attire pas l'attention à ce moment. Constipation. Pas de vomissements, appétit conservé. Le diagnostic est hépatite subaiguë de cause indéterminée. Il va à Vincennes, végète dehors jusqu'au 7 juillet et il rentre à Necker dans le service de M. le Dr Cuffer, très amaigri et très fatigué, et y reste 3 mois. Il a pendant son séjour à l'hôpital de la fièvre le soir et de l'ictère, et l'analyse des urines à cette époque donne les chiffres suivants :

Q = 1.200 à 1.300 ; D = 1,012. — Couleur ambrée. — Réaction faible alcaline. — Alb. = 0 ; sucre = 0 ; chlorures = 6,20 par litre ; phosphates = 1,75 par litre. — Pigment biliaire = Réaction positive avec acide nitrique nitreux.

Après 3 semaines passées dehors, il rentre le 22 octobre pour la 2° fois salle Trousseau où le diagnostic porté est cirrhose hypertrophique biliaire. Le sérum ne montre pas alors trace d'acide ni de pigment biliaire. Ce fut également le diagnostic de notre collègue et ami M. Lereboullet. Très amélioré par son séjour à Trousseau il va encore à Vincennes où il reste jusqu'au 14 janvier 1901.

Enfin il rentre à Necker, salle Trousseau, pour la 3e fois, le 13 mai 1901. C'est à ce moment que nous l'observons.

C'est un homme bien constitué, mesurant 1 m. 71, aujourd'hui un peu amaigri, il pèse 62-63 kilogrammes ; légèrement anémié, les joues à peine rosées, surtout pigmenté, brun jaune et non pas ictérique ; indolent, apathique, il ne souffre pas, n'attire l'attention sur aucun organe.

A l'examen deux faits frappent : la teinte du tégument, l'augmentation du volume du ventre. La peau présente une coloration jaune brun, assez foncée, plus au niveau des mains et au niveau des cicatrices près des grands trochanters. C'est une teinte bronzée, un peu analogue à celle de la maladie d'Addison, mais moins prononcée et plus jaune. On ne peut dire qu'il y a du subictère ; les sclérotiques ont été quelquefois jaunes, dit le malade. Notre maître M. Rendu avait intitulé la clinique inédite qu'il avait consacrée en décembre 1900 à ce malade : Cirrhose hypertrophique par angiocholite infectieuse ; absence d'ictère ; hypertrophie splénique. La peau n'est pas sèche, mais souvent moite, les jambes toujours froides. Pas de prurit.

L'augmentation du volume du ventre est notable, mais sans saillie limitée. Le ventre est cependant plus gros supérieurement qu'inférieurement, mais la différence est légère.

Le périmètre abdominal mesure au niveau du bord inférieur

des fausses côtes 90, à l'ombilic 87, au niveau des crêtes iliaques 87 centimètres.

Pas de dilatation des veines sous-cutanées. La palpation permet de sentir dans le flanc droit une masse volumineuse de consistance ferme, de surface lisse non douloureuse, à bord tranchant régulier descendant dans la fosse iliaque. C'est le foie qui déborde considérablement les fausses côtes. La percussion (en tenant compte de la submatité et non par le procédé qui n'apprécie que la matité absolue) montre que le dôme hépatique affleure une ligne passant par la quatrième côte immédiatement au-dessous du mamelon; que le bord inférieur atteint presque l'épine iliaque antérieure et supérieure droite et de là croise la ligne immédiatement au-dessous de l'ombilic pour venir se perdre dans l'hypochondre gauche où une encoche limite le foie de la rate.

Sur la ligne mammaire la hauteur verticale de la zone de matité hépatique, H^m, oscille entre 24,5 et 26 centimètres; 12 centimètres débordent les fausses côtes; sur la ligne sternale médiane, H^s mesure 16 à 18 centimètres, comptés à partir du sommet de l'appendice xyphoïde ; sur la ligne mammaire gauche, 9 centimètres débordent des fausses côtes.

La rate fait saillie sous l'hypochondre gauche qu'elle déborde; son bord antérieur est régulier. La percussion montre que cet organe est également augmenté de volume (nous employons le procédé recommandé par notre maître M. le Dr Lancereaux, (décubitus latéral droit). La rate accrue dans toutes ses dimensions a son grand axe oblique en bas et en avant. Le bord supérieur est sous la septième côte, le bord antérieur déborde les fausses côtes en avant et en bas de 5 cm. ; la dimension de l'ovale de matité 28×17 cm. alors que la rate normalement donne 15×10 cm.

Pas trace d'ascite.

Aux poumons, léger degré d'emphysène; il tousse un peu sans cracher.

Cœur. — La pointe bat sous la cinquième côte. Souffle présystolique extra-cardiaque, d'où le premier bruit paraît un peu roulé, Deuxième bruit claqué.

La radiale est dure et un peu sinueuse. Le pouls n'est pas ralenti : 70 à 80.

Reins. — Légère polyurie nocturne, le malade se lève deux fois pour uriner. La quantité émise dans les vingt-quatre heures est de 2 litres. La couleur des urines est un peu variable, le plus souvent jaune rouge assez foncé, analogue à celle du gros miel et parfois à celle d'une solution forte de bichromate de potasse; l'urine est alors claire et ne dépose pas.

Dans d'autres périodes, elle est au contraire jaune sale, se décompose vite et laisse de plus un dépôt abondant, bourbeux, blanchâtre. L'urine de la nuit est plus claire que celle du jour. L'acide azotique provoque dans l'urine la formation d'une couche rouge brun. L'acide chlorhydrique et la chaleur donnent une couleur brun rose foncé.

Ni sucre ni albumine. Une recherche soigneusement faite en mai 1901, par M. Samarcq, interne en pharmacie du service, permet de conclure alors à l'absence de pigments biliaires. Les réactions de Gmelin, de Maréchal, de Constantin Paul, la méthode de Salkowski ont donné un résultat négatif. Seule la réaction de Haycraft a été positive. Urobiline = 0; Uroérythrine = 0 ; Présence d'indoxylsulfate de potasse. Trace de skatoxylsulfalte de potasse.

L'épreuve du bleu de méthylène montre une élimination normale débutant au bout d'une demi-heure, atteignant dès la première heure le maximum pour redescendre au 0 vers la cinquantième heure avec un léger crochet ascendant dans la courbe à la treizième heure.

L'appétit est bon, régulier ; le malade se plaint de lourdeur d'estomac ; mais mange pourtant un quatrième degré et boit un litre de lait ; selles colorées, très légère tendance à la constipation. L'état général reste bon pendant les 2 mois qu'il demeure dans le service, de mai à juillet 1901 ; le poids pris hebdomadairement oscille entre 61 et 62 kilogrammes. Le malade dort bien, mais transpire facilement quand il s'endort. A noter quelques cauchemars, quelques crampes dans les mollets, surtout à la chaleur du lit, qu'explique l'intoxication mixte qu'il présente; il avoue d'ailleurs avoir bu, quand il était bien portant, 2 litres de vin par jour, une ou 2 absinthes, 1 ou 2 rhums en moyenne. Il n'a pourtant ni pituite ni tremblement, ce qu'explique peut-être le métier dur et à l'air libre qu'il exerçait.

Il a rarement saigné du nez; autour des dents, comme limées, un liseré rougeâtre saignait faiblement l'année dernière. Aucune douleur ni du foie, ni de la rate. Aucune névralgie, pas de prurit. Quelques bourdonnements d'oreilles et picotements des yeux. Réflexes rotuliens exagérés; pas de myxœdème. Ce qui domine, c'est l'apathie, la paresse physique et intellectuelle. Il reste sur sa chaise toute la journée, descend rarement au jardin. — Pas de fièvre. — L'examen du sang n'a pas été fait.

Cette histoire typique se retrouve avec plus ou moins de netteté, plus ou moins modifiée, dans toutes les observations réunies à la fin de ce travail.

Il s'agit en général d'un homme d'âge moyen, qui, après avoir subi l'imprégnation paludéenne, présente, 10, 20, 25 ans après, tous les signes d'une affection abdominale où participent à la fois le foie et la rate. L'augmentation de volume de ces deux organes devient assez considérable à un moment pour gêner le patient et attirer son attention. On note aussi dans cette première période un degré plus ou moins prononcé d'anémie, mais parfois cette première période reste latente, et le premier signe observé est l'ictère. Ce n'est pas l'ictère franc, l'ictère biliaire, mais un ictère hémaphéique; le tégument est bronzé, plutôt que jaune, les urines ne renferment pas de pigment biliaire. Dès ce moment, l'augmentation de volume de l'abdomen devient de plus en plus nette; le foie et surtout la rate se tuméfient sensiblement, font bomber l'abdomen supérieur et descendent dans les fosses iliaques. Mais on ne note ni ascite, ni dilatation des veines sous-cutanées. L'état général est remarquablement conservé, il n'y a ni fièvre ni douleur et souvent le malade continue à faire son métier. A cette affection froide, essentiellement chronique semblent appartenir cependant des épisodes aigus. — A l'occasion d'une bronchite, d'une pneumonie, d'un érysipèle, plus souvent peut-être, sans cause appréciable, la fièvre s'allume, les hypochondres deviennent un peu douloureux, à la teinte bronzée se surajoute un ictère vrai qui jaunit sclérotiques et muqueuses ; le pigment biliaire apparaît dans les urines devenues plus rares. L'anorexie, l'abattement, l'émaciation sont alors notables ; le foie et la rate augmentent momentanément leur volume. Après quelques jours, quelques semaines, la fièvre disparaît, les forces se relèvent, l'appétit renaît, les urines augmentent et redeviennent hémaphéiques. Le foie et la rate diminuent et reprennent leur volume antérieur ou parfois seulement restent un peu augmentés, la teinte bronzée ne se modifie pas et la cirrhose continue à évoluer froide et chronique. La durée en est fort longue, le foie se rétracte peu ; la vie peut se prolonger 10, 15, 30 ans et plus sans autre incident à moins qu'à l'occasion d'une complication toujours redoutable dans ces cas (c'est souvent la pneumonie à l'hôpital) le patient ne succombe avec tous les signes d'une insuffisance hépatique (hémorrhagies, délire, coma). Ou, sans complication, le marasme et la cachexie s'installent progressivement : « le malade maigrit, perd insensiblement les forces et l'appétit, la tuméfaction hépatique diminue petit à petit... il y a un peu

d'ascite. Le trouble de la nutrition va en augmentant :
la cornée s'ulcère, les conjonctives s'enflamment, les poumons s'engouent, la peau se couvre de pétéchies, l'ictère
devient verdâtre, la maigreur est squelettique. Puis des
hémorrhagies stomacales et intestinales surviennent, le
malade tombe dans le coma et ne tarde pas à succomber. »

Imprégnation palustre ancienne, début insidieux, augmentation lente et progressive du volume de la rate, toujours plus volumineuse comparativement que le foie,
anémie plus ou moins marquée, apparition plus ou moins
précoce d'un ictère bronzé hémaphéique, absence de
fièvre, de douleur, de réaction péritonéale, sauf complication, évolution très lente, mort par insuffisance hépatique : voilà les traits principaux de cette affection dont
nous devons maintenant étudier en détail la symptomatologie.

Le début de la cirrhose paludique est généralement très
insidieux, et l'insignifiance ordinaire des symptômes fait
que le plus souvent l'attention du malade et du médecin
n'est mise en éveil que par l'apparition de l'ictère, qui a
lieu presque sans exception au bout d'un certain temps.
Par cet ictère, on fait souvent débuter l'histoire clinique de
l'affection. Il ne faut cependant pas négliger toute cette
période pré-ictérique. Malgré la rareté des cas, quelques
observations nous permettent de décrire le stade de
début.

Les observations (XI, XXXV) appartiennent à la phase
pré-ictérique ; l'observation XXXV sert pour ainsi dire de
transition entre la phase aiguë et la phase chronique du
paludisme.

Il s'agit d'un soldat de 20 ans, atteint de paludisme à Madagascar, et qui revient en France, où il découvre lui-même, comme premier symptôme, que sa rate a augmenté. C'est habituellement en effet le symptôme le plus frappant, car le foie qui augmente en même temps doit atteindre un volume bien plus considérable relativement pour devenir sensible. Ce cas nous montre aussi les poussées fébriles du début, s'accompagnant de tuméfaction du foie et surtout de la rate qui ne revient jamais à son état initial, mais s'accroît chaque fois. Le plus souvent cependant, cette augmentation de la rate et du foie passe longtemps inaperçue, et il faut que l'abdomen ait pris un certain développement pour que le malade s'aperçoive, à la difficulté de boucler sa ceinture, d'un changement dans son état. L'augmentation de la rate et du foie est cependant quelquefois accompagnée d'une sensation douloureuse dans les hypochondres, pesanteur au repos, lourdeur plus marquée quand le malade travaille, véritable douleur à l'occasion de certains mouvements, mais jamais rien qui approche de la crise douloureuse de la colique hépatique.

Dans cette période, l'état général reste bon parfois, il y a cependant un degré assez marqué d'anémie (obs. XXXV), une fatigue précoce. L'anorexie est signalée dans certains cas. L'altération encore latente du foie nous semble pourtant se traduire quelquefois par la diarrhée et les épistaxis assez fréquemment observées dans cette phase préictérique.

En particulier cette diarrhée, qui appartient également à la première période de la cirrhose alcoolique, qu'on observe dans la cirrhose syphilitique, traduit dans la cirrhose paludique comme dans les espèces voisines le mauvais fonctionnement de la glande hépatique — et c'est renverser les rôles que de vouloir considérer avec Potain cette diarrhée comme précédant l'altération hépatique qui, dans cette hypothèse, serait la conséquence d'une altération intestinale antérieure.

On note souvent dans cette période pré-ictérique, comme pendant toute l'affection, des poussées fébriles. Elles prennent souvent le type intermittent, surtout à cette première période, et on peut sans doute les rapporter dans quelques cas du moins à l'infection palustre encore active (Obs. I, XXXV). Le fait que l'affection peut évoluer parfois sans ces accès et, d'autre part, la comparaison avec l'histoire clinique des autres cirrhoses nous poussent cependant à croire que la cirrhose paludique est, elle aussi, essentiellement apyrétique et que ces crises fébriles, fréquentes si l'on veut, sont des complications relevant du paludisme ou d'une autre maladie et non un signe propre à la cirrhose.

Cette première période a une durée variable, mais habituellement fort longue. On peut théoriquement la considérer comme mesurée par l'intervalle qui sépare l'imprégnation palustre de l'apparition de l'ictère. On compte en général une dizaine d'années, par exception 20, 25 ans.

La deuxième période est la période ictérique. Nous avons déjà dit que c'est habituellement à l'apparition de l'ictère que l'on reporte à tort le début de l'affection.

L'ictère n'est pas un phénomène de début, mais par sa fréquence, par sa constance, pourrait-on dire, c'est un symptôme de premier ordre. Son début peut relever de diverses causes : ce sera tantôt une émotion vive, peur ou colère, parfois un traumatisme, chute ou coup, ailleurs un trouble gastro-intestinal (fièvre typhoïde) ou, le plus généralement, une affection intercurrente qui, trouvant un foie malade, détermine l'apparition de cet ictère. Il a été bien décrit par Lancereaux : « Puis survient un ictère à caractère particulier, lequel d'abord léger, et en général désigné sous le nom d'ictère hémaphéique, s'accentue à un certain moment et devient biliaire. Le tégument externe revêt dans le principe une coloration jaune brunâtre ou bronzée, très différente de la teinte jaune citron de l'ictère par rétention biliaire, et ce n'est que dans les dernières périodes de la maladie que la peau devient verdâtre ou même noirâtre, alors que du pigment biliaire apparaît dans l'urine... Cet ictère se fait remarquer par une durée de plusieurs années, il s'accompagne parfois d'un prurit intense, mais ne produit pas le ralentissement du pouls observé dans d'autres circonstances. » Cet ictère est en effet tout différent de l'ictère classique — la peau prend une apparence bronzée et non jaune citron — les sclérotiques sont brunâtres, les muqueuses ne sont pas teintées, le malade ressemble à un mulâtre, à un homme de race jaune, parfois il présente la teinte de la maladie d'Addison, mais en plus clair, « café au lait » ; d'ailleurs les matières fécales ne sont nullement décolorées ; dans les urines la réaction de Gmelin est négative. Si l'on verse de l'acide azotique dans l'urine, on détermine à la zone de contact la formation d'un anneau rouge, plus ou moins foncé, parfois couleur grenadine, et non la série des anneaux colorés caractéristiques des pigments

biliaires. Sur 39 fois où la nature de l'ictère est spécifiée
nous trouvons 14 fois cet ictère hémaphéique ; 19 fois l'ictère est devenu biliaire. Ce sont en général des cas plus
avancés et observés dans la phase terminale ; c'est que
sur cet ictère hémaphéique viennent en effet se greffer des
poussées biliphéiques : l'ictère est plus intense, la prostration plus grande, les fèces se décolorent, c'est un épisode nouveau, épisode enté sur l'évolution chronique.
Puis tout rentre dans l'ordre, l'ictère redevient hémaphéique. Comme c'est lors de ces phases d'aggravation
que nous observons les malades dans les hôpitaux, on conçoit qu'il faille étudier des malades pendant une longue
période pour noter ce changement dans le caractère
de l'ictère et démêler le caractère fondamental. Aymé,
que nous avons observé pendant les phases interca-
laires, avait un ictère nettement hémaphéique ; Feamali
(Obs. XXXVI) de même, mais, de plus cette dernière observation nous montre un autre fait important : la biliverdine apparaît à la période terminale comme si elle tradui-
sait l'atteinte plus grave de la glande hépatique. Le prurit
est en général peu prononcé, souvent il manque ; jamais il
n'atteint l'intensité de ceux observés dans les ictères par
rétention biliaire.

L'accroissement graduel du foie et de la rate ont à cette
période donné à l'abdomen un aspect très spécial.

L'abdomen est tuméfié d'une façon assez uniforme. Ce
n'est pas le ventre proéminent à la partie ombilicale et
hypogastrique de l'ascite, c'est surtout une saillie générale de l'abdomen supérieur, de l'abdomen sus-ombilical.
Les fausses côtes sont refoulées excentriquement, l'épi-

gastre bombe notablement, et le ventre tout entier prend l'apparence d'un ovoïde dont la grosse extrémité supérieure serait logée sous les côtes. Nous ne saurions donner de meilleur terme de comparaison pour cette configuration de l'abdomen que l'aspect du ventre d'un fœtus vers le 4ᵉ ou 5ᵉ mois. Cette tuméfaction supérieure tient à l'augmentation de volume des deux organes logés dans l'abdomen supérieur, le foie et la rate.

Déjà notablement accrus dans la phase pré-ictérique, ils sont ici très volumineux.

Le foie est accru dans toutes les dimensions. Une percussion légère, ne faisant pas sonner l'intestin sous la faible épaisseur du foie, et la palpation montrent que le bord inférieur déborde les fausses côtes de plusieurs travers de doigt, descend jusqu'à l'ombilic ou même jusqu'à l'épine iliaque antérieure et supérieure et finit par remplir la presque totalité de l'abdomen. Facile à suivre, grâce à la souplesse du ventre non distendu par l'ascite, ce bord remonte en général obliquement en haut et à gauche, passe au-dessous de l'ombilic et atteint le rebord costal gauche plus ou moins bas, se confondant là avec la rate. La percussion permet de délimiter le bord supérieur du foie. Nous rappelons ici qu'une percussion forte et perpendiculaire (percussion profonde) est nécessaire pour apprécier le changement de tonalité qui, aux environs du mamelon, marque le point où, sous la calotte pleuro-pulmonaire, remonte le dôme hépatique. Il ne peut s'agir ici que de sonorité atténuée, hépato-pulmonaire, faisant suite à une sonorité franche pulmonaire. On sait que d'autres cliniciens ne considèrent que la ligne de

matité absolue, c'est-à-dire·délimitent la sonorité atténuée
hépato-pulmonaire de la matité hépatique. Cette méthode
ne donne de renseignements que sur la partie de la face
antéro-supérieure du foie répondant directement à la paroi
thoraco-abdominale. Il importe donc de spécifier la méthode dont on se sert. En utilisant la première, que recom-
mande M. le Dr Lancereaux et que suivent ses élèves,
nous constatons que le dôme hépatique ne remonte que
rarement jusqu'au mamelon, en reste le plus souvent
séparé par 1 ou 2 travers. Cas très particulier d'un foie
qui s'étend énormément par en bas et peu par en haut,
constatation intéressante quand on lui oppose cet autre
fait de la cirrhose du buveur, où le foie remonte à 1 ou
2 travers au-dessus du mamelon, c'est-à-dire s'accroît
presque autant par en haut que par en bas. Il y a là un
fait d'observation qui souffre peu d'exceptions et dont
l'explication nous paraît être la suivante : l'ascension du
dôme hépatique est fonction de la résistance du diaphragme. Ce n'est pas l'accroissement lent et graduel du
foie qui vainc cette résistance ; dans tous les cas on ne
s'expliquerait pas quelle différence il y aurait à ce point
de vue entre foie alcoolique et foie paludique. C'est la
poussée des gaz intestinaux qui refoule le diaphragme et
permet ainsi l'ascension du foie dans le thorax. Or le
météorisme est un signe qui appartient à la symptomatologie de la cirrhose alcoolique et le météorisme fait défaut
longtemps et quelquefois toujours dans la cirrhose paludique.

La surface du foie appréciée à la palpation est régulière,
lisse, la consistance de l'organe est ferme, mais élastique,

non ligneuse ; le bord du foie reste tranchant et régulier, non pas arrondi comme dans la cirrhose alcoolique, ni irrégulier comme dans la cirrhose syphilitique.

La vésicule biliaire ne déborde pas. Aucune sensibilité, si l'examen est fait convenablement, sans brutalité, sous la réserve bien entendu d'une poussée possible de périhépatite compliquant cette cirrhose.

L'altération de la rate est d'une grande importance. Altération constante, toujours semblable à elle-même, débutant souvent avant l'altération du foie, parfois seule au début de l'affection (cirrhose hypertrophique de la rate) souvent prépondérante (formes dites splénomégaliques) elle mérite le premier rang : on peut dire que dans le paludisme viscéral il n'y a pas d'hépatite chronique paludique pure, mais toujours combinaison d'hépatite et de splénite. Dans toutes nos observations, sans exception, cette altération de la rate est notée. Une observation familiale (Boinet) est particulièrement intéressante, puisqu'elle nous montre l'altération splénique antérieure à l'altération hépatique et se compliquant de cette altération suivant l'âge des sujets. C'est pour ainsi dire une observation dans l'espace et non pas dans le temps.

L'hypochondre gauche est soulevé, et la partie gauche de l'abdomen supérieur distendue par la rate comme la partie homologue de droite l'est par le foie. Il s'agit ici d'un véritable « foie gauche ». La palpation donne le plus souvent des renseignements suffisants : sans difficulté la main trouve sous les fausses côtes gauches le bord antérieur arrondi régulier de la rate. Nombreux sont les cas où la rate déborde de plusieurs travers et, se portant en bas et en avant, emplit le flanc gauche, atteint l'ombilic, passe même au-delà de la ligne blanche et occupe d'autre part la fosse iliaque gauche. Toujours le grand axe de la rate est obliquement dirigé vers l'ombilic ; c'est une rate qui pointe en avant vers la droite, plus qu'une rate qui descend, vers la fosse iliaque.

La percussion unie à la palpation peut seule permettre d'apprécier forme et dimensions de la rate sur le vivant. On percute trop rarement la rate, car les renseignements qu'elle fournit sont de première valeur. La méthode qui nous semble la plus rationnelle est celle du décubitus latéral droit. Le malade étant couché dans cette position, le bras gauche en avant perpendiculaire au tronc, sans tirailler la peau, on percute suivant deux lignes. L'une est verticale axillaire ; sur cette ligne, la limite supérieure de la rate est donnée par la percussion forte et perpendiculaire (percussion profonde) ; la limite inférieure, au contraire, doit être recherchée légèrement, en dédolant (percussion superficielle) puisque la rate recouvre l'intestin dont la sonorité masquerait à une percussion forte la matité splénique. La seconde ligne de percussion coupe un peu obliquement la première ; elle est parallèle au grand axe de la rate, c'est-à-dire oblique en bas et en avant. Sur cette ligne, vers l'arrière, on cherchera à délimiter le bord postérieur de l'organe par une percussion profonde ; ce temps n'est pas toujours facile. En avant la percussion superficielle donnera le bord antérieur. Il est utile de contrôler les premiers résultats obtenus et de percuter suivant d'autres diamètres et en faisant asseoir le malade. Si l'on suit ces règles, on acquiert ainsi la certitude que la rate n'est pas, comme on le dit dans de nombreux livres, placée debout dans l'abdomen, le grand axe vertical et le petit horizontal, erreur qui rend inutilisables au point de vue de la rate les observations anciennes, mais que la rate est couchée dans l'hypochondre qu'elle barre obliquement de haut en bas et d'arrière en avant, position véritable que donnent depuis peu seulement quelques traités classiques.

Appliquée ici, la percussion montre que la forme de la rate n'est pas modifiée, mais son volume augmenté dans toutes les dimensions : elle remonte en haut jusqu'à la septième côte, mais, comme le foie, s'accroît plus par en bas que par en haut. Foie et rate par leurs bords correspondants se confondent souvent vers la partie gauche de l'épigastre, et la percussion est impuissante à rapporter à chaque viscère la surface de matité qui lui appartient. Souvent, en effet, les deux bords se croisent, la languette hépatique recouvre une partie de la rate, des adhérences se constituent parfois entre les deux organes si le péritoine a souffert pendant le cours de la maladie.

Contrairement à ce que l'on observe dans la cirrhose alcoolique, il n'y a pas ici de dilatation des veines souscutanées abdominales, ou, du moins, elle est très rare, et « cette circonstance, jointe à l'ictère, rapproche l'hépatite paludique de la forme graisseuse de la cirrhose du buveur ; c'est pourquoi la plupart des faits connus de ces affections ont presque toujours été confondus et désignés sous le nom de cirrhose hypertrophique biliaire » (Lancereaux).

A cette cirrhose n'appartiennent ni le météorisme, ni l'ascite. Le météorisme si précoce et toujours si accentué chez le buveur est très rare, l'ascite ne l'est pas moins et ne s'observe souvent qu'à la période terminale ; en tous cas, si la cavité abdominale renferme de la sérosité, il s'agit de quelques litres 2, 3, 4 au plus, et la paracentèse rarement nécessaire ne se renouvelle pas ; parfois l'ascite disparaît spontanément. L'ascite semble relever ici non de l'altération hépatique, mais bien plutôt de l'irritation de la séreuse péritonéale. Aussi trouvons-nous dans toutes les observations où on la cite (I, II, III, IV, VI, X, XV, XIX), en même temps qu'elle, des douleurs dans l'hypochondre droit et à l'autopsie (I, II, III, IV, X), la coexistence de la périhépatite, de la périsplénite, de quelques adhérences membraneuses entre le foie ou la rate et les organes voisins, avec la légère quantité de liquide citrin dans la cavité abdominale. C'est évidemment ainsi que se produit, dans un certain nombre de cas, l'ascite qui apparaît vers la fin de la maladie lorsque les poussées péritonitiques éclatent avec encore plus d'intensité. C'est un signe qui n'appartient pas en propre à l'affection. Nous pouvons en dire autant des douleurs signalées dans toutes les observations. La cirrhose paludique n'est pas par elle-même une affection douloureuse, le foie par son volume détermine plutôt de la gêne, une sensation de pesanteur, non une douleur vraie.

Les troubles fonctionnels, à peine marqués à la première période, augmentent un peu d'intensité dans la phase ictérique. L'anémie et la perte progressive des forces dominent, les téguments se décolorent peu à peu, le teint pâlit en même temps qu'il devient jaunâtre. Au moindre effort la fatigue survient, le patient doit abandonner son travail ou, du moins, ne faire son métier que par périodes séparées par des intervalles plus ou moins longs, il travaille 15 jours et doit s'arrêter une ou deux semaines, tout travail un peu fatigant lui est dans tous les cas impossible. Aymé a dû abandonner son métier de terrassier de bonne heure, alors qu'un lapidaire, un électricien pourront encore gagner leur vie.

Les fonctions digestives longtemps normales, rarement augmentées jusqu'à la boulimie, s'altèrent peu à peu dans quelques cas, l'appétit diminue, les digestions sont lentes, il survient surtout assez fréquemment des crises de diarrhée. Nous les trouvons notées 12 fois (I, II, IV, VIII, X, XI, XV, XX, XXI, XXXI, XLVIII, XLIX), dans près du quart des cas par conséquent. Tantôt les matières sont jaunâtres, surcolorées, tantôt au contraire peu colorées, grisâtres, café au lait et alors fétides.

Les urines rendues dans les 24 heures oscillent comme quantité entre 1.500 et 2.000 centimètres cubes; de couleur jaune, rouge, acajou, analogue à celle du gros miel ou d'une solution foncée de bichromate de potasse, l'urine est claire et ne dépose pas. La réaction est acide — la densité de 1020 à 1025 — la quantité d'urine presque normale de 25 à 30 grammes par 24 heures. Les chlorures et les phosphates conservent leur taux habituel, et les éléments anormaux, tels que sucre et albumine, font défaut. « Si dans un verre à pied on ajoute à cette urine un peu d'acide nitrique nitreux, celui-ci tombe au fond et, à la limite des deux liquides, on observe une zone rouge, acajou foncé, virant au pourpre. Cette teinte est plus intense pendant les paroxysmes fébriles, alors que la quantité des urines des 24 heures tombe à 1 litre et même au-dessous, et on y trouve aussi des traces d'urobiline. La zone verte, caractéristique des pigments biliaires ne s'observe que dans des conditions déterminées, comme dans les dernières périodes de la maladie, lorsqu'à la cirrhose s'ajoutent des altérations du parenchyme hépatique, prélude de l'insuffisance hépatique. » (Lancereaux.)

Cette absence de pigments biliaires est un fait très important, sur lequel nous attirons encore l'attention. Les urines du malade dont l'histoire est rapportée plus haut ont été examinées plusieurs fois par toutes les méthodes connues, et toujours le résultat a été négatif. Du fait que la réaction de Haycraft a été positive, nous ne pouvons pas, en effet, conclure à l'inéxactitude de toutes les autres méthodes employées d'autant que le procédé du soufre est encore à l'étude et trop mal connu pour abroger à lui seul les procédés classiques.

Nous ne dirons rien de l'épreuve du bleu de méthylène, ne consentant pas à tirer une conclusion de deux cas étudiés (obs. XXXI, obs. personnelle).

Nous n'avons pas étudié dans notre cas la toxicité urinaire, et nous ne pouvons ici utiliser les recherches faites sur ce sujet par d'autres, la désignation de la cirrhose expérimentée n'étant pas indiquée.

La circulation reste intacte : rien au cœur; le pouls est normal, sans aucun ralentissement. A noter seulement quelques hémorrhagies, épistaxis, stomatorrhagies, rarement du purpura ou des hématémèses. Ces hémorrhagies peu abondantes se renouvellent à des intervalles plus ou moins approchés, signe important, car il traduit l'altération de l'épithélium hépatique. C'est principalement au moment des crises que ces hémorrhagies s'observent,

Semblables à celles de l'ictère grave hémorrhagique, elles peuvent quelquefois être d'une abondance exceptionnelle. Nous empruntons à M. le Dr Lancereaux le fait suivant : « Un confrère d'une trentaine d'années me fit appeler pour une hématémèse qui était la seconde et me montra une cuvette qui ne contenait pas moins d'un litre de sang. Je me contentai de lui donner quelques avis et de lui demander à le revoir avec les médecins qui le soignaient pour une maladie d'estomac. L'ayant examiné avec soin, je constatai que son foie débordait de plus de trois travers de doigt et que sa rate était énorme. C'est alors que, vu l'absence d'ascite et le développement régulier de ses organes, je fus conduis à diagnostiquer du paludisme viscéral. Notre confrère reconnut qu'il avait habité des pays paludéens, mais il ne se souvenait pas d'avoir eu jamais d'accès manifestes de fièvre intermittente. Néanmoins je fus assez heureux pour faire partager mon diagnostic, et un traitement approprié fut prescrit. Il y eut une nouvelle hématémèse, et le foie, sous l'influence du régime lacté, de l'hydrothérapie, de l'emploi de l'iodure de potassium, diminua notablement ainsi que la rate. Aujourd'hui ce confrère est bien portant. » Cette fréquence des hémorrhagies, rapprochée de l'anémie parfois considérable et de la nature toute particulière de l'ictère, donne à penser que l'état du sang est important à considérer dans cette affection.

Le nombre des globules rouges est souvent diminué.

Rappelons ici quelques chiffres :

Obs. XX (Hayem). — N : 2.604.000 ; R : 1.773.000 ; G : 0,68.

Obs. XXI (Hayem). — N : 3.397.000 ; R : 2.493.000 ;
   G : 0,73.
Obs. XXXI (Landrieux-Milian). — N : 4.712.000.
Obs. XXXVI (Paulesco). — N : 4.000.000 ; G : 0,8.

Dans d'autres observations, on note « la tendance très
marquée des globules à se mettre en pile ». « Dans le liquide
de Hayem, dit M. le Dr Paulesco (Obs. XXXIV), les globules
rouges. malgré toutes les précautions prises et la rapidité
de l'observation, se ramassent et forment des amas, de
sorte qu'il est impossible de les séparer et de les compter. »

L'absence de rétraction du caillot a, d'autre part, été
notée (Obs. XXXI).

L'étude des globules blancs donne aussi quelques renseignements.

MM. Hanot et H. Meunier ont les premiers attiré l'attention sur ce point dans une note présentée à la Société
de biologie (26 juillet 1895). Mais ces auteurs désignant
ces cas comme cirrhoses hypertrophiques avec ictère,
sans indication clinique ni anatomique qui nous per-
mette d'y retrouver ou non la cirrhose paludique, nous
ne citons pas ici les chiffres qu'ils donnent. Notons seu-
lément dans nos observations :

Obs. XX   B : 10.700
   — XXXI   B : 9.628
   — XXXIV B : 15.000
   — XXXVI B : 20.000

La moyenne est donc de 15.000 environ, chiffre déjà
donné par Hanot.

Nous nous réservons d'étudier ultérieurement le pourcentage des formes de leucocytes ; la rareté des faits nous a forcé d'indiquer seulement ici ce chapitre.

A côté de cette altération du sang, nous rangerons les altérations ganglionnaires externes observées plus fréquemment, depuis que l'attention est attirée sur elles. Ce signe mérite d'être rangé à côté de l'hypertrophie si remarquable de la rate. Nous trouvons ces « adénomégalies » externes dans quelques observations : le premier malade observé par Lancereaux (Obs. I) avait une adénite axillaire et une adénite inguinale. — Les ganglions parotidiens étaient pris (Obs. IV), — les inguinaux axillaires et brachiaux (Obs. XV), — les inguinaux (Obs. XXII), — axillaires (Obs. XXXIV).

Aucun trouble respiratoire ; le foie, malgré son volume, détermine peu ou pas de dyspnée ; l'absence de météorisme explique le bon fonctionnement du diaphragme. La nutrition est peu troublée, les malades maigrissent, mais conservent toujours un certain embonpoint pendant cette période, et on les voit avec surprise, malgré la gravité de leur affection, soutenir le siège de Metz ou celui de Paris, reprendre du service comme soldat, etc., et rester pendant des années dans un état de santé relativement très bon.

A part un léger degré d'insomnie observé dans quelques cas, le système nerveux est peu touché. Le prurit, nous l'avons dit, n'accompagne pas forcément l'ictère si spécial que cette nouvelle particularité jointe à la non-modification du pouls sépare nettement de l'ictère par rétention.

Nous avons été frappé par contre par l'asthénie notable où sont plongés les malades ; ils ne souffrent pas, mangent bien, ne se plaignent de rien, et pourtant ils restent, des heures entières, assis près de leur lit sans rien faire. Non seulement ils ne marchent pas, mais même ils ne lisent pas. Les périodes d'abattement sont quelquefois encore plus marquées. Le malade de l'observation XXXI était « de temps à autre, pendant plusieurs jours, pris d'une lassitude générale, véritable aplatissement qui l'obligeait à garder le lit, là il s'enfouissait des heures entières sous ses couvertures, sans bouger, en chien de fusil, n'ayant pas le courage de prononcer une parole, dans un état de somnolence, quoique les yeux grands ouverts ». Ne pourrait-on pas dire que, comme les Orientaux dont ils empruntent le teint, ces malades sont des fatalistes ?

Il faut rapprocher de cette torpeur cérébrale un signe plus intéressant encore, véritable torpeur rétinienne, l'héméralopie. Il est signalé 12 fois dans nos observations. L'héméralopie ou cécité nocturne, phénomène curieux qui empêche de voir les objets et de pouvoir se conduire dès qu'arrive le crépuscule, est fréquemment observée dans le cours de l'hépatite paludique. Elle se manifeste en général, sous forme de crises intermittentes, survenant de préférence dans la saison chaude et cédant parfois, comme les accès de fièvre, à l'emploi des douches ou même de la quinine. La nature de l'héméralopie n'est pas encore élucidée. M. le Dr Lancereaux incline à penser que la cécité nocturne n'est pas fonction de l'ictère, mais du paludisme. « Deux circonstances, dit-il, viennent, à notre avis, appuyer cette manière de voir : d'une part la constatation particulière de ce symptôme dans les régions tropicales et dans les lieux où règnent les fièvres pernicieuses, d'autre part la fréquence de sa manifestation dans la cirrhose paludique où il constitue un signe diagnostique de grande valeur. » — A côté de l'héméralopie citons quelques cas de vision colorée en vert, en jaune (xanthopsie), parfois aussi quelques bourdonnements d'oreilles.

On observe encore, en même temps que l'ictère chronique d'autres manifestations cutanées, en particulier le xanthélasma. Il siège surtout dans le grand angle de l'œil. Un malade de Lancereaux avait un xanthélasma au niveau des genoux et des pieds. — Chez un soldat du Val-de-Grâce, que M. le professeur Laveran fit examiner à Hanot, « la face était couverte de petites taches brunâtres, arrondies ou légèrement ovoïdes, ne disparaissant pas par la pression du doigt, et dont l'aspect était assez analogue à celui des taches purpuriques en voie d'effacement. Ces taches bronzées ne s'étaient modifiées en aucune façon depuis l'époque de leur apparition, qui remontait à plusieurs mois. » Le malade d'Ollivier avait, « outre la sécheresse de la peau, une sorte d'éruption lichénoïde, consistant en papules très prononcées, comme verruqueuses, sans prurit actuel. Cette éruption, que nous trouvons disséminée en plusieurs endroits du tronc, est surtout marquée au front, au menton, à la face dorsale des mains, et, en abaissant les paupières, on aperçoit sur leur face muqueuse des éléments analogues aux élevures cutanées. »

Cette longue période d'état, apyrétique, indolente, sans grand retentissement, est dans nombre de cas entrecoupée de crises, semblables aux poussées fébriles du début mais plus marquées et qu'il faut maintenant décrire.

Nous répétons encore que nous ne décidons pas s'il s'agit

de poussées aiguës relevant de la même cause que le processus chronique, hypothèse qui expliquerait la généralité
de ces poussées observées dans presque tous les cas — ou
si ce sont accidents étrangers à l'affection en cours, mais
empruntant malgré leur diversité d'origine une sorte de
masque identique, parce que greffés sur des organismes
touchés par une même affection. C'est à l'occasion d'une
poussée grippale, pendant l'hiver, que Aymé a présenté
cette crise. Quoi qu'il en soit de la nature de ces crises,
voici en quoi elles consistent :

« Tout à coup, parfois sans cause appréciable, le plus
souvent dans l'après-midi, le malade est pris de malaise,
de courbature, éprouve des frissonnements ou même un
grand frisson, avec une température qui monte à 39° et 40°,
puis il est envahi par un sommeil irrésistible, et quand il
se réveille, il est trempé de sueurs et accablé. Ces accès
reviennent chaque jour et quelquefois périodiquement.
pendant un temps plus ou moins long, et chaque fois
l'appétit se perd, l'ictère augmente d'intensité, la quantité
des urines baisse et les fèces, d'ordinaire colorées, revêtent
une teinte grisâtre ou café au lait. C'est à ce moment que
la réaction de Gmelin peut devenir positive. Quelques
jours après la cessation des accès, la diurèse se rétablit,
les matières deviennent foncées, l'ictère diminue, cesse
d'être biliaire, mais ne disparaît pas, l'appétit renaît et
l'état général s'améliore, en même temps que se modifie
l'état des urines et des matières fécales. Parfois des signes
d'irritation péritonéale s'ajoutent au tableau précédent :
la fièvre, plus irrégulière, s'accompagne de douleurs plus
ou moins vives dans l'hypochondre droit, parfois de vo-

missements. En même temps on trouve un peu de météorisme, quelquefois un léger degré d'ascite. Ces épisodes
aigus reparaissent à intervalles variables et se rapprochent
à la fin de la période d'état. Souvent, à l'occasion d'un de
ces épisodes, le dernier, la période terminale s'installe et
le malade succombe.

Un dernier point reste à signaler, c'est la coïncidence
fréquente de la cirrhose paludique et de l'infantilisme.
Toutes les fois que l'imprégnation palustre s'est produite
avant la puberté, le malade présente tous les signes de
l'infantilisme, et, réciproquement, quand un individu âgé
présente cet aspect infantile si particulier, on peut affirmer
l'ancienneté de l'affection. — Les malades des observations XVI, XX, XLVIII rentrent nettement dans cette
catégorie : ceux des observations XII, XXV sont chétifs,
celui de l'observation XXXIII a été réformé.

C'est en 1894 que M. le D\ Lancereaux, dans une leçon
clinique faite à l'Hôtel-Dieu sur le rôle des glandes vasculaires sanguines pendant la période de croissance, établit
le premier, par l'étude qu'il fait de 2 malades de son service, l'influence de l'altération de la rate paludique sur le
développement. Le premier en particulier (Obs. XLVIII)
est « un garçon de 21 ans, polisseur sur métaux, de petite
taille, d'apparence faible, absolument imberbe, avec un
pubis presque glabre et des testicules qui ont au plus le
volume de ceux d'un enfant de 12 ans ; il prétend, du reste,
n'avoir pas éprouvé jusqu'ici le moindre désir vénérien...
Ce double état (infantilisme et faible développement des
organes génitaux) est connu dans les pays où le paludisme
est endémique, et depuis longtemps on appelle du nom

de petits Solognots les enfants de la Sologne qui en sont atteints... L'infantilisme est simplement l'effet de l'altération de la rate, car il ne se rencontre pas chez les individus dont la rate n'est pas altérée, et par conséquent cette glande vasculaire sanguine, comme le corps thyroïde, préside au développement de l'individu, et particulièrement à l'accroissement des organes génitaux du système pileux, etc. »

« Ces malades, dit ailleurs le même auteur, atteints de paludisme entre 9 et 12 ans, bien qu'arrivés à l'âge de 27 ou 28 ans, avaient la figure imberbe, la voix infantile, les testicules très petits et un faible développement génital. Trois autres malades, atteints vers l'âge de 19 ans, offraient les testicules plus développés, mais leur système pileux (barbe et poils du pubis) était encore rudimentaire. Il en est autrement de ceux qui contractent le paludisme plus tard, cette maladie alors ne peut influer sur l'accroissement. »

Faut-il rattacher également à l'affection que nous étudions ou à la maladie causale les ostéophytes qui augmentent le volume de l'articulation entre la deuxième et la troisième phalange. Un autre malade vu par Hanot (obs. VI) présentait des tophus. Ces cas sont trop rares pour qu'on puisse rejeter ou non l'hypothèse d'une coïncidence.

A l'étude du paludisme viscéral ressortissent les affections dues à la même cause et observées en même temps que l'hépatite et la splénite que nous décrivons. — Telles sont : la sclérose du poumon et des reins, l'aortite en plaques et les crises d'angine de poitrine qui en sont la conséquence (obs. XXXIX). Nous n'y insisterons pas.

La durée de la période d'état est toujours fort longue ; en moyenne de 7 à 10 ans, elle dépasse 3o ans dans un cas de Schachmann (obs. XIV). Quand cette durée n'excède guère 2 à 3 années, c'est qu'une complication a tranché brusquement le cours de la cirrhose paludique (obs. XII) ou plus souvent qu'il s'agit d'une cirrhose alcoolique graisseuse ou d'une cirrhose biliaire par rétention prise à tort pour une cirrhose paludique. Cette chronicité de la cirrhose paludique est en effet une de ses meilleures caractéristiques cliniques.

Quelle modification a lieu dans l'état du foie pendant cette longue période ? Règle générale, le foie garde son volume exagéré, non sans subir un léger degré de rétraction si l'évolution dure assez.

Ne peut-on pas alors observer la cirrhose paludique à une période assez avancée pour que la rétraction ait eu lieu, et fait diminuer le foie ? On rencontre quelquefois des cirrhoses atrophiques sur lesquelles l'interrogatoire le plus inquisiteur ne révèle aucune trace d'intoxication par les boissons, pour lesquelles, par conséquent, l'esprit admet facilement qu'il reste une cause à découvrir. Ne lisons-nous pas à l'article Paludisme de M. le Pr Laveran qu'il y a des cirrhoses hypertrophiques et des cirrhoses atrophiques paludiques ? L'observation empruntée à MM. Tuffier et Giraudeau (*Rev. de médecine*, 1882, p. 1o6o) nous paraît importante à ce point de vue. On y retrouve l'évolution chronique, l'hypermégalie splénique, l'ictère prolongé, la leucocytose, bref une symptomatologie fort analogue à celle que nous avons décrite, et, à l'autopsie, un foie lisse pesant 95o grammes. L'étiologie malheureusement reste seule obscure. Mais la rate volumineuse, demeurant pendant toute la durée de l'affection toujours volumineuse, nous semble être en quelque sorte la signature du paludisme.

Nous n'avons pas encore eu l'occasion de rencontrer le syndrome désigné sous le nom de maladie de Banti, qui semble se rapprocher considérablement du type dont nous indiquons la possibilité. Nous ferons remarquer à ce propos que c'est dans la terre classique du paludisme que ce syndrome a été signalé.

Nous pensons donc qu'il n'est pas impossible de rencontrer à l'avenir des cas probants d'hépatite paludique à la phase atrophique. Mais ce n'est jusqu'à présent qu'une hypothèse que les faits ultérieurs viendront ou non confirmer.

A la période d'état, période ictérique, succède la période terminale. Tous les symptômes observés précédemment s'exagèrent ; en particulier, les hémorrhagies de la période d'état se rapprochent ou augmentent d'intensité, marquant ainsi le passage à la troisième période. Parfois un amaigrissement énorme et rapide, une diarrhée profuse, ont été les phénomènes précurseurs de la terminaison fatale. Ou même brusquement une hémorrhagie abondante emporte le malade.

Mais, le plus souvent, le syndrome clinique, ictère grave, est réalisé : en même temps que les épistaxis, le saignement des gencives, les hémorrhagies stomacales et intestinales, s'installe un délire surtout nocturne, plus ou moins intense, tantôt délire d'action, tantôt délire tranquille. Il s'y joint de la prostration, précédant le coma. L'ictère s'accroît jusqu'à devenir noir, le pigment biliaire apparaît dans les urines, l'amaigrissement est extrême, pas de fièvre ou un état fébrile avec une élévation de température qui ne dépasse pas d'ailleurs 3o°. Plus souvent, au contraire, une hypothermie parfois considérable. La langue est sèche, rouge, de même que la membrane muqueuse de la bouche et du pharynx : en quelques jours le malade meurt au milieu d'un véritable état typhoïde.

D'autres fois, la mort fait suite à l'une des crises que nous avons décrites à la période d'état. On croit d'abord n'assister qu'à un des épisodes déjà observés ; mais la scène change brusquement : les douleurs abdominales augmentent, la réaction péritonéale est plus marquée et se traduit par du météorisme et un peu d'ascite, il y a des vomissements, de la diarrhée, l'amaigrissement fait d'énormes progrès, le subdélire apparaît ; le malade est bientôt réduit au dernier degré du marasme ; il tombe dans le coma et meurt.

Enfin la situation est fréquemment compliquée par la pneumonie, l'érysipèle, la furonculose, accidents alors presque généralement mortels.

Mais la terminaison n'est pas nécessairément toujours fatale. Lancereaux le premier a montré que la guérison dans quelques cas est possible. Et il cite, à ce propos, l'observation que nous rapportons (Obs. XXXVIII) et l'autre fait suivant : « Un jeune garçon vit pendant 6 ans tout près d'un étang sans éprouver jamais d'accès manifeste de fièvre intermittente. Parvenu à l'âge de 10 ans, il était fort peu développé, et sa seconde dentition était à peine achevée. Appelé à lui donner des soins, je trouve une teinte subictérique de la peau, un foie volumineux débordant de 2 à 3 travers de doigt, une rate énorme en forme de gâteau remplissant l'hypochondre gauche ; je conseille le régime intégral du lait, des lotions froides alcoolisées, chaque matin, sur tout le corps et une dose quotidienne de $0^{gr},50$ à 1 gramme d'iodure de potassium. Au bout de 8 mois de ce traitement, une amélioration sensible s'était produite, la coloration bronzée avait fait place à un teint clair et rosé. La santé générale était excellente ; le foie et la rate avaient repris leur volume presque normal. D'autres malades soumis au même traitement et particulièrement le fils d'un confrère dont le foie et la rate remplissaient tout l'abdomen, se trouvèrent guéris de la même façon au bout d'une année de régime et de traitement. »

Formes.

La rate dans le paludisme viscéral est toujours plus développée relativement que le foie. Elle peut dans quelques cas attirer à ce point l'attention qu'on a créé pour ces cas le nom de formes splénomégaliques. Dans les observations de MM. Debove et Brühl intitulées splénomégalies primitives, l'absence de fièvres intermittentes dans les antécédents est spécifiée par ces auteurs, mais aucune autre cause n'a été invoquée d'ailleurs, et, si cette caractéristique nous manque, nous ne trouvons aucune différence clinique et anatomique entre ces cas à étiologie indéterminée, et celui-ci de M. le Dr Milian où le paludisme est nettement en cause (obs.

LXIII). « Ce cas, dit l'auteur, répond tout à fait à un état morbide qui a été décrit par Debove et Brühl sous le nom de splénomégalie primitive... » Au point de vue clinique, on retrouve l'anémie, les crises à forme de colique hépatique, l'hypertrophie isolée de la rate, etc.

« Au point de vue anatomique, les lésions que nous décrivons sont absolument superposables à celles données par Brühl dans son mémoire des *Archives générales de médecine.* »

Nous ne dirons donc pas : « Malheureusement, il manque un des desiderata formulés par Brühl pour porter ce diagnostic (splénomégalie primitive), l'absence d'antécédents palustres. » Nous acceptons volontiers, au contraire, cette donnée étiologique qui manquait à la description clinique de M. le Dr Brühl pour rattacher ce type d'attente à l'espèce pathologique bien déterminée que nous étudions.

A vrai dire, c'est arbitrairement que nous notons ici les cas de splénique paludique pure, mais il est nécessaire jusqu'à plus ample informé de mettre à côté du type de paludisme viscéral étudié par nous, hépatite et splénique paludiques, un autre type où la splénite est seule en jeu. Ce rapprochement fait comprendre encore mieux la nécessité de distinguer la maladie causale, le paludisme, des affections qu'elle engendre, hépatite, splénite, aortite, etc.

Quelques-uns des cas décrits par M. le professeur Hayem sous le nom de : « Une variété d'ictère chronique : ictère infectieux chronique, splénomégalique » (*Presse médicale,* mars 1898), nous semblent devoir être rapportés également au paludisme. L'observation I est un beau type de cirrhose palustre, où rien ne manque, pas même l'étiologie, et l'im-

prégnation palustre est ici ancienne, car l'infantilisme est
noté. — Nous avons classé cette observation sous le
n° 20. L'observation III par ses symptômes nous semble
également devoir être rangée à côté des observations de
cirrhose paludique. Les signes sur lesquels insiste M. le
professeur Hayem sont ceux-là mêmes que nous avons
cherché à mettre en relief : chez les deux malades cet
auteur note que l'anémie est « non discutable, symptomatique, très ancienne. » « La variété d'ictère que nous étudions, dit-il encore, est donc une maladie déglobulisante,
et même fortement déglobulisante. Cette anémie s'est
accompagnée chez un de nos malades (obs. XXI) d'épistaxis assez abondants. » La chronicité et les épisodes aigus
sont également soulignés : « C'est une maladie chronique
traversée à certains moments par des crises paroxystiques.
Le premier symptôme dont le début est impossible à pré-
ciser a été l'ictère. Cet ictère, d'emblée chronique, a procédé par crises plus ou moins intenses, plus ou moins
durables, douloureuses ou non, accompagnées chaque fois
d'une augmentation de volume du foie et de la rate. »
« Nous insisterons sur un dernier point : c'est la durée
longue, pour ainsi dire indéfinie, de la maladie, sans
cachexie malgré l'anémie, avec bon état de la nutrition
générale, conservation des forces et possibilité pour les
malades de vaquer à leurs occupations. C'est à coup sûr
une maladie permettant une longue survie. »

Autant de citations qui insistent sur les traits principaux que nous avons trouvés dans l'histoire clinique de la
cirrhose paludique. Nous ne rangeons pas pour cela tous
les cas réunis par M. le professeur Hayem dans la cirrhose

paludique ; aussi bien pourrions-nous répéter pour l'ictère infectieux chronique splénomégalique ce que nous avons dit touchant la cirrhose hypertrophique avec ictère chronique. Ces deux entités pathologiques relèvent d'une classification symptomatologique et sont formées de types disparates. Nous nous bornons ici à emprunter à l'assemblage les cas qui nous semblent appartenir à l'affection que nous décrivons.

La cirrhose paludique chez l'enfant.

« La cirrhose paludique, dit Lancereaux, s'observe dès les premières années de l'existence, le plus souvent à partir de l'adolescence, chez les enfants qui ont séjourné dans un milieu paludique ou au voisinage d'un étang. Plus exposé que l'adulte à contracter le paludisme, l'enfant est, comme lui, parfois atteint de cirrhose splénique et hépatique sans avoir jamais eu d'accès fébriles. »

Le caractère le plus remarquable de la cirrhose paludique infantile est le volume très considérable de la rate. « Tandis que le foie descend à l'ombilic ou jusque dans la fosse iliaque droite, la rate déborde à droite de la ligne blanche et s'étend parfois jusqu'au pubis, alors qu'en haut elle refoule le diaphragme. Les fonctions digestives sont troublées, les téguments pâlissent, revêtent une teinte jaune bistre, subictérique ou ictérique, et la croissance est entravée. »

Le retentissement de la splénite paludique sur le développement des jeunes malades est très marqué. Nous ne revenons pas sur l'aspect infantile que conserve l'individu touché au moment de la puberté, décrit plus haut.

La marche de la cirrhose paludique de l'enfant est des plus lentes et, si elle entrave son développement, elle n'empêche pas toujours son existence.

L'absence de paludisme spécifiée dans les antécédents des petits malades dont MM. Gilbert et Fournier rapportaient l'histoire à la Société de biologie (1895) enlève à ces observations une des caractéristiques réclamées par nous. Nous ne pouvons cependant nous empêcher de faire remarquer combien l'étiologie est une question difficile, parfois insoluble pour les meilleurs chercheurs, et combien cette affection à longue évolution, où « l'hypertrophie énorme de la rate et l'ictère sont les symptômes capitaux, le foie n'étant lui-même que peu ou très peu développé », ressemble au paludisme viscéral. Nous y voyons encore « des lésions ostéo-arthropathiques plus ou moins prononcées et enfin un retentissement sur le développement général des individus, qu'elle laisse grêles, chétifs, infantiles. » Autant de traits qui ne diffèrent en rien de ceux que nous rencontrons dans des cirrhoses où le paludisme était nettement en cause ; le rapprochement des cas rapportés par MM. Gilbert et Fournier, avec ceux publiés par M. le professeur Boinet est particulièrement à ce point de vue d'un intérêt très grand (Obs. XXIV à XXIX).

Anatomie macroscopique.

Le foie dans l'hépatite paludique est en général très volumineux. Cette augmentation de volume porte sur l'organe tout entier qui, par suite, conserve sa forme, sans prendre l'apparence cubique de la stéatose alcoolique ou l'aspect globuleux de la leucomatose (dégénérescence amyloïde). Dans certains cas, toutefois, l'augmentation de volume est inégale et prédomine sur un lobe, le lobe gauche en particulier. C'est alors que l'épigastre bombe, comme s'il était soulevé par un kyste hydatique, et le médecin, trompé, tente alors inutilement une ponction exploratrice.

Les dimensions de l'organe dans une de nos observations étaient de 36 centimètres dans le grand diamètre, de 28 centimètres dans le petit ; l'épaisseur était de 12 cenmètres.

Le poids de l'organe est, comme le volume, variable, mais toujours très élevé : il s'agit ici de foies lourds ; ce poids dépassait 5 kilogrammes dans un cas de Auscher, il était de 4.720 grammes dans l'observation de Boinet (obs. XXX) ; en moyenne il oscille autour de 3.000 grammes, doublant ainsi le chiffre normal, de 1.400 grammes environ, comme l'on sait.

La surface du foie est lisse, brillante, rarement mamelonnée très superficiellement ou chagrinée légèrement : cette apparence n'étant d'ailleurs décelée qu'en examinant à jour frisant l'organe qu'on laisse reposer sur sa face inférieure, pour diminuer la tension de la capsule.

Les bords restent tranchants, sans devenir obtus ou arrondis comme dans la cirrhose alcoolique, réguliers et non interrompus par les encoches profondes de la cirrhose syphilitique.

Il est possible de rencontrer certaines formes de cirrhoses paludiques où, la lésion étant très ancienne, le foie a diminué considérablement de volume et pèse 1.800 grammes ou même seulement 1.500 grammes. Dans la cirrhose paludique comme dans les autres cirrhoses, volume et poids sont des caractères secondaires et variables. En même temps que le foie se rétracte et diminue de poids, sa surface se trouve parsemée de faibles dépressions étoilées, constituées par un tissu jaunâtre ou verdâtre, d'où rayonnent des sillons très superficiels au fond desquels rampe un petit vaisseau. Ces sillons, au fur et à mesure qu'ils s'éloignent de la dépression, s'effacent et se confondent avec d'autres, venus du voisinage, et circonscrivent ainsi des portions de parenchyme peu saillantes, et dont l'étendue varie entre celle d'une pièce de 0,50 et celle de 1 franc.

La couleur du foie est très particulière ; la teinte générale est verdâtre avec des degrés allant du vert olive au

vert épinard, au vert malachite. De plus, elle n'est pas
uniforme. Sur le fond vert tranchent des îlots tantôt plus
verts, presque noirs, tantôt au contraire moins foncés,
vert jaune ; ces îlots sont encerclés d'un liséré gris verdâtre qui les individualise : il en résulte pour l'ensemble
une apparence granitée. Parfois dans la mosaïque ainsi
formée, certaines portions de parenchyme sont teintées
de brun rouge : « le foie paludique ressemble assez
bien à un porphyre vert ou rouge, suivant le degré d'infiltration biliaire, ou de pigmentation sanguine ».

La capsule, en général, garde sa minceur et sa transpa-
rence ; quelquefois pourtant elle est par places légèrement
opaline. Le péritoine hépatique reste inaltéré ; certaines
observations signalent cependant parfois de la périhépatite,
des adhérences unissant le foie au diaphragme, à la paroi
abdominale antérieure, et l'on trouve alors dans l'histoire
clinique des malades des douleurs dans l'hypochondre
droit, parfois même un peu d'ascite, trahissant l'atteinte
de la séreuse. Ce sont là, à notre avis, des complications re-
trouvées fréquemment dans les cas de cirrhose alcoolique,
pouvant être à la rigueur observées ici, mais à titre de
rareté. MM. le professeur Hayem et Hanot ont justement
trouvé des lésions péritonéales dans les cas qu'ils citent,
et ils attachent la plus grande importance à cette péritonite, tantôt plastique, voire hémorrhagique, tantôt séro-
fibrineuse. Ces premiers cas étaient l'exception, car dans
la majorité des cas enregistrés depuis capsule et péritoine sont intacts.

La consistance du foie est notablement accrue : ferme,
élastique, il oppose au doigt qui l'entame une résistance

notable. Nous retrouvons à la coupe la même coloration, avec ses nuances variables, que celle de la surface, mais plus nette encore, le parenchyme apparaissant sans l'intermédiaire de la capsule. C'est la même couleur verte, avec le granité, l'apparence de mosaïque que lui donnent les îlots parenchymateux plus ou moins teintés par les pigments biliaires ou sanguins, et séparés par les travées scléreuses plus grises ; aucune saillie ne se produit sur la surface de coupe.

La vésicule biliaire est normale ou petite, ses parois sont parfois un peu épaissies ; elle contient un liquide filant, visqueux, de coloration vert plus ou moins noirâtre. Les voies biliaires extra-hépatiques sont normales : aucun obstacle dans les conduits depuis le foie jusqu'à l'ampoule de Vater. — Pas de dilatation des voies intra-hépatiques. — Dans le duodénum aucune altération sur la muqueuse intestinale à l'embouchure du cholédoque.

Les vaisseaux sanguins sont d'apparence normale. Les ganglions lymphatiques du hile et d'autres groupes ganglionnaires abdominaux, sont, par contre fréquemment augmentés de volume. Lancereaux, en 1871, signalait déjà dans son observation de cirrhose paludéenne l'augmentation des ganglions mésentériques et leur pigmentation. MM. Gilbert et Fournier ont eu le mérite d'attirer l'attention sur cette « adénomégalie » très importante. Nous ne pouvons mieux faire que de citer les lignes qu'ils ont consacrées à ce sujet :

« C'est une opinion classique que les ganglions lymphatiques de diverses régions ne sont pas modifiés dans la cirrhose hypertrophique avec ictère chronique. Il est facile cependant de retrouver, parmi les observations jusqu'ici publiées, un nombre assez considérable de faits dans lesquels on a noté une hypertrophie des ganglions et en particulier des ganglions du hile hépatique. Tels sont, pour ne citer que les plus nets, le cas rapporté par MM. Jaccoud et Brissaud ; celui de M. Pitres, dans lequel certains ganglions mésentériques atteignaient le volume d'un œuf de poule ; celui de M. Hayem, où l'on trouvait une masse ganglionnaire s'étendant du hile hépatique à la [tête du pancréas ; celui de M. Gilbert, rapporté dans la thèse de M. Schachmann, dans lequel un des ganglions du hile atteignait « le volume d'un testicule normal » ; celui enfin que M. Auscher a présenté à la Société anatomique, et qui se faisait remarquer, non seulement par l'hypertrophie des ganglions du hile du foie et des ganglions péripancréatiques, mais aussi par une hypertrophie notable des follicules clos de l'intestin donnant à la muqueuse un aspect tomenteux.

M. le professeur Popoff, de Saint-Pétersbourg, en 1895, et tout récemment M. le professeur Boinet, de Marseille, ont spécialement attiré l'attention sur l'adénomégalie dans la cirrhose biliaire hypertrophique.

Dans un fait que nous avons récemment observé, l'hypertrophie ganglionnaire était remarquable par son importance et sa généralisation.

On peut donc conclure que dans un nombre assez considérable de ces cas les ganglions lymphatiques sont atteints au cours de la maladie de Hanot.

L'hypertrophie porte principalement sur les ganglions dont sont tributaires les lymphatiques du foie ; ganglions du hile et ganglions péripancréatiques d'une part et ganglions sus-diaphragmatiques d'autre part; dans quelques cas, les ganglions des régions plus éloignées sont également atteints, mais toujours à un degré bien moindre. Ainsi on trouve dans l'aisselle, dans l'aine, dans les régions carotidiennes, des ganglions plus volumineux qu'à l'état normal, mais sans que cette hypertrophie soit bien consirable.

Le volume des ganglions dont le foie est tributaire est parfois considérable; nous avons vu qu'il peut atteindre un œuf de poule. Ces ganglions ainsi hypertrophiés sont rouge foncé, gris noirâtre ou noirs. Ils sont extrêmement mous ; aussi sont-ils complètement incapables d'exercer une compression effective sur les organes qu'ils avoisinent ; les ganglions du hile hépatique, en particulier, ne pourraient déterminer aucune oblitération des voies biliaires. Sur une section, ces ganglions montrent encore cette couleur noire et cette diminution de leur consistance ; leur centre semble presque diffluent.

Nous ferons remarquer, toutefois, que cette mollesse sur laquelle insistent MM. Gilbert et Fournier, n'est pas toujours observée et ne s'accorde pas toujours avec ce que disent ces mêmes auteurs de la structure histologique. On peut trouver au contraire des mêmes des masses ganglionnaires dures, scléreuses, témoin le cas suivant (obs. XIII) : « Ganglions du hile hépatique. — Le parenchyme dans toutes ces masses ganglionnaires est dur à la coupe, crie sous le couteau et présente notamment sur l'extrémité gauche un aspect granuleux. L'incision montre des îlots de sclérose assez régulièrement distribués.

D'ailleurs, un départ est à faire, nous le savons, dans les cas de cirrhose hypertrophique avec ictère, et, en particulier, on peut trouver des ganglions non seulement dans la cirrhose paludique, mais encore, quoique plus rarement, dans la cirrhose biliaire par rétention, quand le malade succombe en pleine période septique.

Malgré leur volume et leur dureté, ces ganglions ne peuvent déterminer une compression des gros conduits biliaires. Jamais on ne trouve ces derniers dilatés, en amont du paquet ganglionnaire.

La rate est comme le foie augmentée de volume, elle l'est même relativement plus que le foie. Son poids oscille autour de 1 kilogramme et atteint dans une de nos observations 1.500 grammes (obs. XIII) ; dans ce cas, ses dimensions suivant les 3 diamètres étaient de 28, 16, 6^{cm},5, et il faut se rappeler que physiologiquement le sang qui l'occupe sur le vivant accroît encore poids et dimensions. Sa forme allongée, aplatie, l'a fait comparer à un gâteau. La surface lisse peut cependant être rendue parfois irrégulière par un peu de périsplénite, au sujet de laquelle nous ne pouvons répéter que ce que nous avons dit touchant la périhépatite. En particulier, les placards cartilagineux sont très rares. La consistance et la couleur de la rate sont très variables, le plus souvent à cause de la forme qu'a prise le stade terminal de l'affection. Généralement, la consistance est ferme, la couleur est rouge ou brune, analogue à celle du jambon fumé.

Les altérations du pancréas sont en général passées sous silence. Dans les différents cas où il a été examiné, il a été trouvé très volumineux, ferme (obs. XVII), dur (obs.XXVIII). Ce point appelle des recherches complémentaires.

Parmi les autres viscères, nous citerons seulement les reins dont l'augmentation notable du poids est fréquemment notée. La moyenne observée est en effet de 250 à 300 grammes, presque le double du poids normal.

Anatomie microscopique.

Le tissu de sclérose peut présenter ici, comme dans la cirrhose alcoolique, tous les aspects topographiques, formes annulaires, insulaires, intra ou extralobulaires. Mais, si l'on examine un certain nombre de cirrhoses paludiques, on voit que leurs aspects se ramènent à deux types, que nous allons décrire.

Dans le premier type, de larges bandes de sclérose sillonnent le parenchyme et s'anastomosent de façon à déterminer une sorte de réseau à mailles de formes et de dimensions très variables. Ces bandes n'ont pas partout la même épaisseur : c'est au niveau des espaces-portes qu'elles offrent leurs plus grandes dimensions. Ailleurs, c'est-à-dire, en général, le long des fissures, unissant deux espaces-portes, elles sont plus étroites de la moitié, des deux tiers environ.

Le réseau formé n'est d'ailleurs pas régulier : on n'observe pas ici les anneaux parfois si nets de la cirrhose alcoolique. Cette irrégularité, cette imperfection du réseau tiennent en particulier à deux raisons : les bandes conjonctives n'arrivent pas toujours à s'anastomoser avec les bandes

les plus voisines ; les zones parenchymateuses circonscrites
restent ouvertes et communiquent avec les zones voisines,
d'où l'ensemble du tissu glandulaire prend un aspect sinueux, recourbé irrégulièrement. D'autre part, ces bandes
conjonctives présentent par places un aspect très remarquable, spécial à cette cirrhose, peut-on dire. Sur le parcours
entre deux espaces-portes, la bande de cirrhose semble
bourgeonner ; elle pousse en un point un prolongement qui
s'avance plus ou moins loin dans l'intérieur de la maille
adjacente, puis s'arrête brusquement, sans s'être effilé, mais
ayant, au contraire, conservé sa même largeur, et formant
ainsi une sorte de bouton arrondi, qui a été comparé très
justement à une massue, à une tête de serpent. Il en résulte
que ce bourgeon a ébauché, dans la maille plus large où il
s'est poussé, une division plus ou moins complète en deux
maillons secondaires et incomplets.

Dans ce réseau irrégulier, à mailles le plus souvent
ouvertes et de forme variable, sont rangées les cellules
hépatiques. La substance parenchymateuse apparaît donc,
divisée en îlots, eux-mêmes de formes et de dimensions
très variables. Tantôt, l'îlot est arrondi, ovalaire, presque
régulier ; tantôt, au contraire, il est plus allongé, sinueux,
recourbé en U, en S, en V, ici complètement circonscrit,
là ébréché, prenant la forme d'un rein, d'un biscuit.
Ces îlots parenchymateux peuvent avoir les dimensions
d'un ou de plusieurs lobules, ou seulement répondre à un
fragment plus ou moins considérable d'un lobule hépatique. Quant aux dimensions réelles des travées conjonctives, elles varient beaucoup avec les foies examinés.
La comparaison qui nous paraît le mieux résumer la

topographie de cette première forme de la cirrhose paludique est celle qui assimile aux pièces d'un jeu de patience
les bandes conjonctives engrenées avec les zones parenchymateuses irrégulièrement découpées.

Un grossissement plus fort est nécessaire pour examiner
les rapports du tissu de cirrhose avec le tissu épithélial.

Y a-t-il des cas où le tissu conjonctif reste en dehors
des îlots parenchymateux les limitant sans les pénétrer ?
Hanot dans les cas qu'il eut à examiner a reconnu que « le
plus souvent les lobules entourés par le tissu conjonctif
sont en même temps envahis par lui ».

A l'intérieur du lobule, en effet, dans les espaces intertrabéculaires, le long des capillaires sanguins, se trouvent
des faisceaux conjonctifs peu épais, déliés. Ces faisceaux
conjonctifs sont plus ou moins nombreux suivant les points
où porte l'examen : tel lobule sera envahi entièrement
alors qu'ailleurs la cirrhose reste périlobulaire. Ils occu-
pent surtout la périphérie de l'îlot parenchymateux, mais
quelquefois le traversent dans toute sa largeur.

Quoi qu'il en soit, si l'on s'en tient à la physionomie
générale, il s'agit ici d'une cirrhose à larges travées, circonscrivant, sans le pénétrer beaucoup, le tissu glandulaire.

A côté de ce type que nous venons de rappeler, il en
existe un autre, appartenant à la même affection. Le
foie diffère totalement d'aspect du foie précédemment
décrit. Ici, pas de bandes conjonctives plus ou moins
épaisses, bourgeonnant et circonscrivant un réseau. Un
faible grossissement ne donne à première vue nullement
l'impression d'une cirrhose. La topographie du foie n'est

nullement modifiée. Le tissu conjonctif des espaces-portes est un peu plus abondant qu'à l'état normal ; on ne trouve pas de travées conjonctives au niveau des fissures. Avec ce faible grossissement on est seulement frappé par l'aspect général de la préparation, qui apparaît plus pâle, comme lavée. Et ce fait tient à l'abondance extrême du tissu conjonctif, qui fait que, dans le champ du microscope, le nombre des cellules hépatiques avec leurs noyaux, c'est-à-dire des éléments fixant le mieux les colorants, a diminué considérablement. Le tissu conjonctif n'est pas ici condensé en dehors des zones parenchymateuses : il reste diffus dans la glande, noyant pour ainsi dire les éléments cellulaires.

L'examen doit se faire avec un grossissement moyen. On est alors frappé par l'abondance extrême du tissu de sclérose. Tous les espaces intertrabéculaires sont envahis par lui : l'écartement entre deux rangées cellulaires parallèles au lieu d'être inférieur au diamètre de la travée, lui est notablement supérieur de plus du double parfois.

Au centre de l'espace intertrabéculaire court un capillaire rempli de globules sanguins et dont les parois sont un peu épaissies. Mais la lésion capitale siège exactement entre la paroi capillaire et la cellule hépatique : tout l'espace compris entre ces deux éléments, le capillaire et la cellule, est comblé par un tissu formé de fibrilles entrecroisées dans tous les sens, et parsemé de nombreux noyaux.

Le cas étudié par M. Hayem est très intéressant : « Entre les cellules hépatiques et les capillaires distendus par des globules rouges, le tissu conjonctif est épaissi dans toute l'étendue du lobule. Sur des coupes traitées au pinceau, on note l'épaississement remarquable du squelette conjonctif du lobule. Ce dernier forme une sorte de tissu réticulé, dont les mailles répondent aux capillaires et dont les parois conjonctives supportent les cellules hépatiques. » Les figures que M. le professeur Hayem a annexées à son mémoire paru dans les Archives de Physiologie de 1874, sont très démonstratives.

A la limite des îlots glandulaires, les faisceaux fibreux minces et peu serrés, parsemés d'un grand nombre de noyaux ronds, offrent dans leurs intervalles des sortes de tubes sinueux tapissés par une seule rangée de cellules cubiques et considérés, à tort, comme des canalicules biliaires de formation nouvelle. « Effectivement, dit M. le Dr Lancereaux, l'apparition, dans le trajet des capillaires sanguins, de noyaux et faisceaux conjonctifs, écarte les trabécules hépatiques, diminue leur volume, les déforme, les comprime et tend à faire prendre aux cellules épithéliales le caractère des éléments des canalicules biliaires. »

Quelle que soit la disposition du tissu conjonctif, sa structure est sensiblement la même. On y rencontre des fibres conjonctives, des cellules embryonnaires ; on n'y décèle pas, par les colorants habituels, de fibres élastiques. Les fibres conjonctives s'unissent en faisceaux plus ou moins volumineux, qui par leur réunion en nombre variable forment les larges travées cirrhotiques. Les mêmes fibrilles, plus déliées, plus rares, se rencontrent dans l'intérieur du lobule, entre le capillaire et la travée hépatique.

Entre ces fibrilles apparaissent les cellules embryonnaires, arrondies, à protoplasma plus abondant, à noyau prenant vivement les colorants. Ces éléments cellulaires sont surtout abondants dans les espaces intertrabéculaires, à la périphérie des bandes conjonctives, au contact des îlots parenchymateux, surtout au niveau des bourgeons implantés sur ces bandes scléreuses, où ils prédominent notablement.

Le tissu conjonctif ne présente pas toujours le même degré de développement dans les points homologues. Tel espace-porte est par exemple plus riche en noyaux, c'est-à-dire en éléments jeunes, tel autre en faisceaux fibrillaires, c'est-à-dire en éléments adultes.

Les cellules embryonnaires présentent encore une autre disposition, notée souvent. On trouve des amas assez volumineux de $0^m,050$ à $0^m,100$ environ de diamètre, parfois nettement arrondis, ailleurs plus irréguliers. On les rencontre généralement dans les espaces-portes, quelquefois, pourtant, en plein parenchyme hépatique. Leur aspect est très semblable à celui que présentent les follicules clos. Le foie (obs. XVII) offre d'une façon frappante ces formations constituées par des noyaux conjonctifs jeunes, surtout au niveau des espaces-portes. Quelle interprétation donner à ces figures nommées par quelques auteurs « nodules infectieux », bien qu'il ne s'agisse que d'éléments mononuclééś ? S'agit-il du processus cirrhotique fixé pour ainsi dire à sa phase de début, ces noyaux sont-ils ceux des éléments conjonctifs qui, plus âgés, constitueront les bandes de sclérose ? L'observation XVII est alors particulièrement intéressante, puisqu'elle montre ces amas absolument sans rapport avec les voies biliaires. Ou bien faut-il considérer ces amas arrondis comme une lésion tardive, surajoutée, complication de la période avancée, sans aucune relation avec la cirrhose paludique ? Nous ne pouvons décider entre ces deux hypothèses. La nature même de ces cellules est à réserver, puisque, aussi bien, ne peut-on décider si ce sont des phagocytes macrophages ou des éléments néoformés de tissu conjonctif.

Après avoir décrit la topographie et la structure de la cirrhose paludique, il nous faut, pour la caractériser, étudier l'état et les rapports qu'affecte le tissu sclérosé avec les divers éléments qui se trouvent contenus normalement dans la gaine de Glisson. Nous passerons en revue successivement ces éléments :

Vaisseaux sanguins : tous les auteurs s'accordent pour admettre que les veines-portes et les veines sus-hépatiques gardent leur aspect normal : « La veine centrale, dit Hanot, est toujours immédiatement en contact avec les éléments cellulaires ; on n'observe que rarement du tissu conjonctif autour d'elle, et son orifice est tantôt arrondi comme à l'état normal, tantôt allongé ou irrégulier. »

Mais il faut ici faire une réserve, quand l'examen microscopique porte sur un foie anciennement altéré, l'espace-porte apparaît avec un tissu sclérosé adulte, épaissi au pourtour de tous les éléments qui y sont contenus. Il devient très difficile, impossible même, de décider que tel ou tel vaisseau a été l'origine du processus sclérotique. Le fait a été signalé en particulier par Sabourin : « Dans la cirrhose annulaire (lisez alcoolique), les veines centrales et les canaux sus-hépatiques sont des foyers d'évolution cirrhotique. Dans la cirrhose insulaire (celle qui nous occupe), les veines centrales ne sont le siège d'aucune production conjonctive; les canaux sus-hépatiques ne donnent pas par eux-mêmes d'évolution cirrhotique, mais ils sont envahis par une cirrhose de voisinage émanant des espaces-portes les plus rapprochés : différence dans la manière d'être des canaux sus-hépatiques qui peut plus simplement s'exprimer ainsi ; dans la cirrhose annulaire, la cirrhose des canaux sus-hépatiques leur est propre; dans l'insulaire, c'est une cirrhose d'emprunt. »

Nous lirons donc sans étonnement : « les parois de ces dernières (les v. portes) sont assurément plus épaisses que normalement » (Florand, obs. XIII), sans inférer sur ce seul signe que la cirrhose est d'origine portale.

Les artères hépatiques demeurent intactes.

Voies biliaires. — Les conduits biliaires, extra et intra-lobulaires, sont normaux. Leur épithélium est conservé, ils n'offrent aucun épaississement de leurs parois, et le tissu conjonctif n'est pas plus altéré à leur voisinage qu'ailleurs.

Nous avons examiné avec le plus grand soin l'état des vaisseaux lymphatiques, difficiles d'ailleurs à retrouver dans le foie. Malgré toutes nos rcherches, nous ne pouvons souscrire, sans réserve, à l'opinion exprimée dans son Traité des maladies du foie, par M. le Dr Lancereaux, faisant de la cirrhose paludique une cirrhose lymphatique.

Au surplus, la cirrhose est une lésion ancienne et arrêtée, et la lésion essentielle doit être cherchée quand elle évolue, et dès les premiers stades de son évolution.

C'est là une question que nous étudions en ce moment et que nous ne pouvons encore résoudre. En particulier, si nous devons compléter l'examen du foie, dont nous venons de décrire l'altération conjonctive principale, par l'étude de l'élément épithélial, nous ne nous dissimulons pas le caractère tout provisoire des lignes qui suivent.

Cellule hépatique. — Dans la cirrhose paludique, les trabécules hépatiques conservent la disposition normale ; les cellules hépatiques ont en général des contours très nets. L'élément épithélial apparaît intact : telle est la règle générale. Il est bien évident que l'ictère, caractéristique de l'affection, ne peut s'accommoder d'une intégrité fonctionnelle de la cellule hépatique : sa fonction biliaire est touchée, mais aucun signe physique ne manifeste encore à nos moyens d'investigation la souffrance de la glande. D'où il résulte que l'intégrité apparente de la cellule hépatique est un des caractères le plus souvent invoqué pour différencier cette cirrhose. On lit dans Hanot (1892) : « Mais ce qui est tout à fait frappant, c'est la conservation presque générale de l'aspect normal des cellules et des travées hépatiques. Les cellules hépatiques gardent leur forme polyédrique, le noyau se teint bien par l'hématoxyline. » Le professeur Hayem (obs. XXX) note que « les cellules hépatiques sont normales, sans infiltration graisseuse ni dégénérescence pigmentaire. » Le volume est également conservé : ce qu'on signale parfois, c'est plutôt l'augmentation du volume. Nous ne saurions attirer trop l'attention sur l'hypertrophie des cellules hépatiques, écrit Schachmann, qui a surtout insisté sur l'intégrité des cellules et leur hypertrophie.

L'intégrité de l'épithélium hépatique n'est pas cependant absolue dans tous les cas, on peut rencontrer des cellules dont le protoplasma est légèrement granuleux, du fait de petits dépôts pigmentaires, toujours moins abondants au centre qu'à la périphérie des îlots. Parfois, des trabécules hépatiques sont comme fragmentés; les cellules qui les composent sont troubles et infiltrées d'une grande quantité de granulations pigmentaires, ce qui donne à ces éléments une teinte brun verdâtre. Il n'est pas rare alors de trouver des amas de bilirubine formant de véritables petits calculs, compris dans les rangées des cellules. Dans d'autres cas enfin, les cellules hépatiques, surtout au voisinage du tissu conjonctif, contiennent une ou plusieurs petites vacuoles, remplies de graisse. Mais toutes ces altérations épithéliales sont locales, disséminées.

Le noyau est volumineux, demi-transparent avec un ou deux nucléoles manifestes ; souvent il est double de ses dimensions normales ; d'autres fois au contraire, mais plus rarement, il est assez petit. Enfin il est fréquent de trouver 2 noyaux dans une même cellule.

L'examen microscopique de la rate est très fréquemment négligé, de telle sorte que nous n'avons encore sur ce point que des données incomplètes. Nous pouvons en décrire un type, grâce au cas bien étudié dans la thèse de M. le Dr Paulesco (Paris, 1897). Voici la lésion capitale observée dans ce cas : « Le réticulum splénique, très épaissi, paraît avoir étouffé pour ainsi dire les cellules spléniques. Immédiatement au pourtour de l'artère centrale du lobule (c'est-à-dire, au milieu des corpuscules de Malpighi), on constate que les fibres du réticulum sont très épaisses; elles forment de véritables faisceaux disposés parallèlement à l'artère et laissent entre elles des espaces fusiformes, remplis de cellules spléniques. A mesure qu'on s'éloigne de l'artère centrale, les faisceaux du réticulum deviennent de plus en plus épais, de sorte qu'à la périphérie du corpuscule de Malphigi on trouve de véritables nappes épaisses de tissu fibreux, au milieu duquel on voit encore quelques rares cellules spléniques. Plus loin, ces nappes fibreuses se continuent avec un réticulum un peu plus fin (celui de la pulpe). C'est à ce niveau que l'on trouve des points hémorrhagiques plus ou moins étendus. La partie périphérique du lobule splénique (en d'autres termes la pulpe de la rate) se compose de veinules capillaires très dilatées qui laissent entre elles des bandes plus ou moins minces de tissu splénique dont le milieu est occupé par de fins capillaires artériels. L'espace compris entre ces capillaires et les parois des veinules dilatées est occupé par un réticulum fibreux très épais, tellement épais, que les mailles qu'il doit délimiter n'existent pour ainsi dire plus. A ce réticulum se trouvent accolées de rares cellules spléniques... » Dans l'observation XXXI, nous lisons : « La rate offre aussi des bandes de cirrhose volumineuse par hypertrophie des tractus conjonctifs normaux de la charpente. Le réticulum lui-même est fortement épaissi et sclérosé. Les glomérules et les cordons de Malpighi sont étouffés par cette sclérose, et ce n'est qu'avec peine qu'on parvient à en retrouver les traces. » L'observation XLIII, où la rate seule était altérée, sous l'influence du paludisme, montre que la capsule est épaissie et fibreuse. Il en part d'énormes prolongements scléreux qui pénètrent dans le parenchyme. Les vaisseux sont entourés de bandes scléreuses semblables, et eux-mêmes scléreux. Les espaces capillaires du réticulum sont considérablement élargis. Quant au réticulum lui-même, il est épaissi et fibreux... Les glomérules de Malpighi sont atrophiés pour la plupart, mais il en persiste encore de très nets autour des travées fibreuses vasculaires. »

En 1897, M. le Dr Paulesco insiste, dans sa thèse, sur les lésions des ganglions lymphatiques du hile de la rate et du bord supérieur du pancréas (obs. XXXVI). « Ces ganglions lymphatiques, très volumineux, présentent un épaississement considérable de leur réticulum conjonctif. »

L'année suivante 1898, MM. Gilbert et Meunier attirent l'attention sur l'adénomégalie observée en pareil cas et écrivent : « L'examen histologique que nous avons pratiqué dans notre cas, avec la collaboration de M. F. Bezançon, montre les particularités suivantes : la capsule du ganglion est très épaisse et il y a de la sclérose autour du ganglion ; de la capsule partent des travées scléreuses qui, s'anastomosant à d'autres travées, déterminent une sorte de lobulation du ganglion. Il y a, d'ailleurs, un épaississement général du réticulum plus marqué dans les voies intraganglionnaires que dans les follicules et les cordons folliculaires. L'hypertrophie du ganglion tient à la sclérose, à la distension des voies lymphatiques et enfin à une sorte d'œdème du tissu réticulé, plutôt qu'à une hyperplasie très marquée des cellules des follicules et des cordons ; ces cellules ne sont jamais tassées. Il n'y a pas d'altération appréciable des follicules et des cordons. »

Nous avons peu de chose à dire de la structure des autres viscères, dont les altérations macroscopiques sont, nous l'avons vu, peu appréciables d'ailleurs,

A noter la structure normale du pancréas dans le cas de Paulesco.

Au sujet des reins, qui présentent souvent une hypertrophie considérable, nous pouvons citer (Obs. XXXVI) : « Reins. — Le tissu conjonctif interstitiel est plus épais que normalement ; par places et principalement autour des vaisseaux, on observe de petits amas de cellules jeunes, analogues à ceux constatés dans le foie. » — « Les éléments glandulaires, dit aussi Lancereaux, sont peu modifiés, contrairement au stroma conjonctif qui, sclérosé dans quelques cas, finit par amener la rétraction des reins et l'état granulé de la surface parenchymateuse. » Mais d'autres observations seraient nécessaires pour écrire ce chapitre. Au surplus, ce serait sortir des limites de ce travail, ce serait, à vrai dire, entreprendre l'étude bien autrement vaste du paludisme viscéral.

ÉTIOLOGIE ET PATHOGÉNIE

Nous devons justifier dans ce chapitre le nom de cirrhose paludique que nous avons donné à l'affection que nous venons de décrire cliniquement et anatomiquement.

Presque tous les auteurs auxquels nous avons emprunté quelques-unes des observations caractéristiques réunies à la fin de ce travail ont été frappés par le caractère de spécificité que présente cette cirrhose.

MM. Kelsch et Kiener disent à propos d'un cas cité par eux : « On pense à quelque agent hautement spécifique. » M. le Dr Chauffard écrit dans le Traité de médecine Charcot-Bouchard : «... Aussi ne peut-on s'empêcher de supposer que, à un cas aussi spécifique, doit correspondre une cause également spécifique ; » et rejetant l'hypothèse d'une intoxication ou d'une infection microbienne banale, il ajoute : « On est ainsi conduit à se demander s'il ne s'agit pas de parasites d'un autre ordre, de protozoaires plutôt que de microbes. »

Malgré tout, le problème étiologique ne pouvait comporter aucune solution, puisqu'il se présentait sans distinction pour toute « cirrhose hypertrophique avec ictère ». Il aurait été étonnant que, pour un ensemble aussi disparate que cette entité, englobant indistinctement les cirrhoses les plus diverses, l'enquête étiologique eût révélé autre chose que de « bien vague et bien banal ». Nous avons à chercher ici la cause, non de la cirrhose hypertrophique avec ictère, ou autrement dit de tous les gros foies s'accompagnant de jaunisse, mais d'une cirrhose à évolution clinique très particulière.

Sur 43 observations recueillies par nous tant dans la littérature médicale que dans les services hospitaliers où nous avons étudié, 3o fois le paludisme est signalé ou peut être retrouvé dans les antécédents.

Quelques cas sont en particulier très caractéristiques : l'un des plus beaux que nous puissions donner est l'histoire de cette famille corse (obs. XXIV, XXV, XXVI, XXVII, XXVIII, XXIX), où le paludisme, frappe six personnes, le père et cinq enfants, déterminant chez trois sujets de l'hépatite et de la splénite, chez deux autres, les plus jeunes, de la splénite pure. Tous ces malades ont subi l'imprégnation palustre, car tous ont la rate augmentée de volume et trois ont eu des accès de fièvre intermittente.

Cette preuve que nous donne l'enquête étiologique que la cirrhose étudiée est bien une cirrhose paludique, nous semble confirmée encore par la comparaison des symptômes observés dans cette cirrhose et de ceux signalés dans le paludisme chronique. Il y a là comme un air de famille, peut-on dire, qui doit au moins être invoqué comme présomption en faveur de la thèse que nous soutenons.

La cirrhose que nous avons décrite, caractérisée essentiellement par une hypermégalie hépatique et splénique, cette dernière surtout remarquable, enfin par une altération du sang, anémie à la première période, puis ictère hémaphéique aux périodes suivantes, par une marche chronique parfois entrecoupée de poussées fébriles, très semblables sinon toujours identiques aux accès de fièvre intermittente, cette cirrhose ne rappelle-t-elle pas par plus d'un trait la physionomie du paludisme chronique? Parmi les meilleurs caractères du paludisme chronique, voici ceux sur lesquels insiste M. le Dr Catrin dans sa monographie, le Paludisme chronique, Paris, 1899.

C'est d'abord l'anémie, anémie colorée, analogue au hâle produit par les rayons solaires, accompagnée parfois de teinte subictérique de la sclérotique, et qu'il ne faut pas d'ailleurs confondre avec l'aspect blême du cachectique palustre. En second lieu l'hypertrophie de la rate, « gâteau de la fièvre », le symptôme le plus fréquent de la fièvre palustre, symptôme qui jouait un rôle considérable dans les conclusions que les aruspices de Rome tiraient des autopsies des animaux, qu'on ne manquait jamais de pratiquer avant d'établir une ville ou même un camp ; l'hypertrophie de la rate est parfois le dernier et le plus persistant des symptômes de l'infection paludéenne. A noter de plus qu'elle est, d'après Griesinger, au maximum chez l'enfant, au minimum chez le vieillard. Montfalcon, Trousseau montrent les enfants, en Sologne, maigres, chétifs, mais avec de gros ventres parce qu'ils ont de grosses rates. La tuméfaction du foie accompagne fréquemment l'hypermégalie splénique.

Les auteurs ont signalé encore, dans le paludisme chronique, la torpeur intellectuelle et morale, le fatalisme stupide des Solognots, des Arabes, « qui se montre parfois chez nos soldats, chez nos colons, et pèse d'un poids considérable dans les difficultés de la colonisation », apathie fort comparable, quoique plus intense, à celle observée dans la cirrhose paludique.

Quelles objections présentent les auteurs qui se refusent à admettre cette étiologie que nous soutenons et qu'a le premier proposée notre maître, M. le Dr Lancereaux ? Elles ont été formulées par Hanot. « Sans doute, dit-il, en étudiant un cas que nous avons pu nous-même observer (obs. XLVIII), le malade a vécu pendant deux ans, de 7 à 9 ans, dans un pays maremmatique, mais il n'y aurait présenté aucune manifestation malarique sérieuse, et la maladie a commencé près de 10 ans plus tard, au camp de Châlons, et de telle façon qu'on y peut difficilement voir un retour d'infection palustre. » Dans sa thèse, il avait déjà écrit : « Quelques-uns des malades avaient séjourné dans les pays chauds, et presque tous, parmi ceux-là, avaient contracté la fièvre intermittente. Au premier abord, on pourrait voir là une circonstance qui justifie le titre de cirrhose paludéenne placé par M. Lancereaux en titre de son observation (obs. I). Mais il est facile de reconnaître que plusieurs de ces malades n'ont présenté les premiers symptômes de l'affection que quelques années après leur retour en France, et la plupart n'avaient été atteints qu'à un assez faible degré. »

Il y a là deux objections : d'abord, l'absence, dans certains cas, d'accès de fièvre intermittente, malgré le séjour dans une région palustre, serait la preuve qu'il n'y a pas eu infection.

Laissons répondre des médecins qui ont bien étudié le paludisme. Cruveilhier, décrivant dans sa première classe des hypertrophies, les hypertrophies du foie, dit : « La fièvre intermittente est une des causes les plus remarquables de l'hypertrophie du foie, et il n'est pas rare de voir cette fièvre, qui porte en général ses effets exclusivement sur la rate, déterminer à la fois une hypertrophie du foie et une hypertrophie de la rate. Chez une dame qui habite Vertus-aux-Loges (Loiret), sur les bords du canal d'Orléans, lieu très fécond en fièvres intermittentes, et qui, depuis 7 ans, avait été atteinte à plusieurs reprises d'une fièvre intermittente, laquelle résistait souvent au sulfate de quinine et qui se reproduisait avec la plus grande facilité, j'ai trouvé en même temps et une rate volumineuse et un foie très considérable qui descendait jusqu'à la fosse iliaque droite, et pourtant la fièvre ne s'était pas reproduite depuis deux ans. » Mais plus loin il ajoute : « J'ai trouvé plusieurs fois dans ma pratique des individus qui m'ont présenté une hypertrophie simultanée du foie et de la rate sans fièvre intermittente préalable ; mais ordinairement la fièvre intermittente a précédé... Ainsi, j'ai donné mes soins pendant plusieurs années à une jeune personne de 18 ans dont la rate énorme se conciliait avec l'état de santé le plus florissant, la fraîcheur du teint la plus vive, et en même temps un très grand embonpoint, et cependant cette jeune personne et sa mère m'ont affirmé que, jamais, elle n'avait éprouvé le moindre accès de fièvre intermittente, bien qu'elle eût habité une localité où les fièvres intermittentes sont très communes, le Berry. Cette jeune personne s'est mariée ; on redoutait pour elle les conséquences de la grossesse et de l'accouchement; cependant tout s'est bien passé, dans une première comme dans une seconde grossesse, et la rate a conservé le volume considérable qu'elle avait auparavant ».

« Dans certaines régions, les formes frustes sont fréquentes et n'empêchent pas l'intoxication. On doit, avec certaines réserves, quant à la fréquence, admettre un impaludisme chronique d'emblée sans accès antérieur. » (M. le Dr Catrin, loc. cit.)

Au surplus ne voyons-nous pas des syphilis dites « d'emblée », c'est-à-dire dont la première manifestation a été latente? Réclame-t-on, pour admettre qu'une cirrhose est alcoolique ou une néphrite saturnine, l'ivresse aiguë ou les coliques de plomb préalables ?

Il peut donc y avoir imprégnation palustre sans qu'elle se révèle par une phase d'accidents aigus. La constatation qui a de la valeur est le fait pour un malade d'avoir vécu assez longtemps dans un endroit marécageux, dans une région à fièvres. D'autant que la cirrhose paludique semble plutôt relever d'une imprégnation lente, à petites doses, comparable à l'intoxication lente du typographe par le plomb aboutissant à la cirrhose du rein. La recherche des antécédents palustres ne doit donc pas se borner à demander au malade s'il a eu ou non des accès de fièvre intermittente. « La grande cause d'erreur des médecins du siècle dernier et de la première moitié de celui-ci, dit M. le Dr Catrin, résidait dans la croyance à un signe pathognomonique de la malaria ; la périodicité. » — On conçoit combien délicate est cette recherche, qui n'est même pas esquissée dans nombre d'observations où par

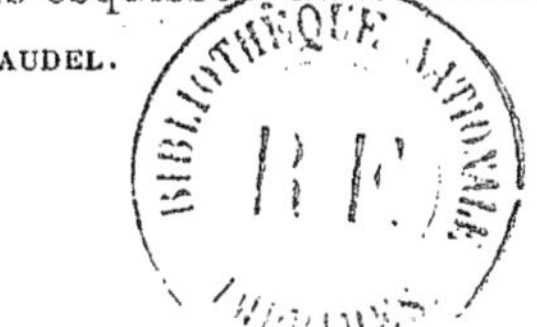

suite il est impossible de déterminer l'étiologie. Nous avons le souvenir très net de la difficulté avec laquelle notre maître M. le Dr Lancereaux est parvenu à découvrir chez le malade (obs. XL), type si net de cirrhose paludique, l'imprégnation palustre pendant un séjour auprès d'un marais de Sologne, alors que, malgré toute l'insistance d'un interrogatoire plusieurs fois renouvelé, le sujet affirmait et à plusieurs reprises n'avoir jamais quitté Paris.

La seconde objection faite à la légitimité de la cirrhose paludique, sur l'apparition tardive des premiers symptômes de l'affection, vaut-elle davantage ?

Nous pourrions demander si l'on exige un intervalle plus court entre la manifestation d'un anévrisme de l'aorte et l'infection syphilitique, si l'on refuse d'admettre que le typographe qui entre comme apprenti à 13 ou 15 ans manifeste, seulement parfois vers 40 ou 50 ans, l'altération de sa glande rénale.

Mais sans sortir du paludisme l'aortite en plaques n'apparaît que chez des individus qui depuis longtemps ont quitté le foyer d'infection palustre. Au surplus la première période des accidents aigus peut elle-même être très longue, puisque de Brun cite le cas d'un homme ayant eu une récidive de fièvre intermittente 19 ans après un dernier accès en pays paludéen. Cette évolution si longue des maladies, paludisme, syphilis, saturnisme, etc., et la distinction si tranchée des accidents de la période aiguë et de ceux de la période chronique, est d'ailleurs une des causes qui rendent très obscure encore la pathologie. Semble-t-il y avoir quelque rapport entre cet accident dramatique du saturnisme aigu, la colique de plomb, et cette altération se manifestant bien des années plus tard, la néphrite saturnine ? Il a fallu que les deux phases soient observées successivement sur un même malade, suivi assez longtemps par le même médecin, et que ces conditions se soient plusieurs fois réalisées pour qu'on ait pensé à rattacher à une même cause des phénomènes si différents. Le remarquable travail de Tanquerel des Planches ne mentionne même pas la néphrite saturnine, après avoir décrit si minutieusement la colique de plomb, la paralysie radiale.

Si nous considérons non plus une intoxication, mais une maladie virulente, la syphilis, qui devrait servir de clef à toute la pathologie, a dit Andral, même différence profonde entre la phase aiguë et la phase chronique, même évolution poursuivie souvent pendant toute la durée de la vie. Depuis des siècles, la vérole est connue dans ses manifestations premières ; même quelques médecins ont pu saisir une période plus longue de son évolution, grâce à ces observations dans l'espace pour ainsi dire, qu'avaient offertes les grandes épidémies du xvie siècle. Mais, celles-ci disparues, l'évolution de la syphilis, si intéressante, qui va du chancre aux accidents viscéraux, cesse d'être considérée dans toute son ampleur. Il faut arriver jusqu'en 1860 pour qu'on reconnaisse par exemple l'enchaînement qui unit ce foie ficelé qu'est la cirrhose syphilitique, à l'ulcération et aux éruptions du début. Et c'est même un fait bien curieux à noter, et d'apparence paradoxale, que ce ne sont pas les syphiligraphes qu'il faut remercier d'avoir établi cette synthèse si féconde. Il en est de même pour le paludisme.

Les médecins qui ont le mieux étudié le paludisme dans
sa période aiguë initiale sont par contre les moins bien
placés pour en étudier les effets à longue échéance, ce
que nous appellerons le paludisme viscéral. Nous ne
dirons pas avec le professeur Hayem : « Nous sommes
mal placés à Paris pour nous rendre compte des effets de
la malaria », mais au contraire avec M. le Dr Catrin : « Bien
que placés sur un terrain moins avantageux, nous voyons,
à Paris, les travaux de Trousseau, Jaccoud, Lancereaux,
Rendu, et, à Montpellier, ceux de Fuster, Anglada, Gras-
set, montrer qu'il y avait encore matières à recherches,
même après les investigations minutieuses et innombra-
bles des observateurs de l'Algérie et des colonies sur ce
sujet ». En pays palustre, ce qu'on observe, ce sont les
accidents du paludisme aigu, les fièvres intermittentes sui-
vies à plus ou moins brève échéance des différentes manifestations décrites déjà et peut-être prématurément, sous
le nom de paludisme chronique puisqu'un des traits saillants
de ce paludisme chronique, resterait encore « cette inter-
minable série de rechutes de fièvres intermittentes » (Kelsch
et Kiener), et dont l'aboutissant est souvent la cachexie
paludéenne. L'individu est encore sous l'influence active
de l'agent paludique qu'il emprunte soit au milieu exté-
rieur qu'il habite, soit encore à ce milieu intérieur, au
foyer permanent d'infection qu'il porte en lui, la rate. Il
est dans la situation d'un malade intoxiqué par le plomb
qui continuerait le métier qui l'empoisonne.

Au contraire, la cirrhose paludique, que nous décrivons,
se montre plus souvent comme une manifestation à longue
échéance du paludisme. L'individu a cessé d'être sous

le coup d'une infection sans cesse renouvelée. La syphilis, à laquelle nous aimons à nous reporter toujours, car c'est une des maladies dont le cours pendant l'existence entière commence à être des mieux connus, nous révèle des accidents analogues, à longue portée, que rien ne semble rattacher à la période initiale. Nous ne pouvons donc attendre des médecins qui ont si complètement étudié le paludisme dans ses premières périodes beaucoup de renseignements sur le paludisme viscéral.

Ce que les auteurs ont décrit, c'est l'état du foie tel qu'on le rencontre chez les malades observés en plein milieu palustre. Aussi les lésions sont-elles des plus variables, et leur classification sous le nom d'hépatite paludéenne assez discutable. « On trouve, dit M. le Dr Catrin, dans les autopsies des premiers observateurs algériens des cas où l'on attribue au paludisme des hépatomégalies qui ne lui appartiennent point, voire même des cas nets de cancer de la glande... Il ne faudra pas oublier dans les autopsies de paludisme chronique de faire la part des lésions dues à l'alcoolisme : comme on l'a dit, les régions chaudes sont le pays de la fièvre, mais aussi de la soif... On sait du reste les erreurs commises par certains pathologistes anglais aux Indes et en Égypte, qui pendant longtemps ont attribué à des affections exotiques les lésions dues à l'alcoolisme. »

Les cas publiés par M. le Dr Véron, de cirrhoses dites mixtes, alcoolo-paludiques, sont à demi passibles de cette critique, car, si l'étiologie alcoolique est invoquée, pourquoi y ajouter une autre cause, le paludisme, quand rien dans les symptômes ni dans la lésion ne décèle la trace d'un nouvel agent? Ces individus, dont nous trouvons à l'autopsie le foie cirrhosé, meurent aux colonies de paludisme comme ils meurent en France de tuberculose. Est-ce une raison pour qualifier alcoolo-paludique, alcoolo-tuberculeuse, et non pas simplement alcoolique, cette cirrhose qui a tous les caractères et seulement les caractères du foie alcoolique ?

MM. Kelsch et Kiener ont décrit, sous le nom d'hépatites paludéennes, différentes lésions; nous citerons seulement pour en montrer la variété infinie : l'hépatite nodulaire avec hypérémie, avec cirrhose, avec adénome, les cirrhoses insulaires avec hépatite nodulaire, les cirrhoses annulaires avec hépatite nodulaire, etc.

Pour le professeur Laveran, on rencontrerait dans le paludisme tantôt la cirrhose atrophique, tantôt l'hypertrophique, mais les symptômes de ces maladies n'auraient rien de spécial chez les paludéens.

Ce caractère d'accident tardif, à longue échéance, de la cirrhose paludique, nous permet également de comprendre pourquoi nous n'observons pas ici l'hématozoaire ou tout au moins la mélanémie. Ce n'est pas qu'on ne puisse rencontrer l'hématozoaire de Laveran. Mais nous n'avons pas eu nous-mêmes l'occasion de faire cette recherche. Dans deux de nos observations il a été cherché en vain. En sera-t-il de même pour des cas ultérieurs? Nous ferons remarquer que « l'impaludique chronique peut ne montrer dans son sang que peu ou même pas d'hématozoaires ». Et ce qu'on nomme ici impaludisme, c'est encore de l'impaludisme à la période subaiguë. Que dire quand il s'agit de paludisme viscéral ? Le pigment, fonction de la des-

truction du globule sanguin par l'hématozoaire, se prête
aux mêmes remarques que l'hématozoaire. Le foie (obs. I)
est encore pigmenté, car nous n'avons pas dépassé les
premières périodes de l'infection. Mais nous ne retrouvons plus ce pigment dans la plupart des observations qui
suivent : « Si l'on trouve du pigment dans le sang des
paludéens chroniques, c'est quelquefois en dehors des
accès, mais surtout après eux ; quelquefois, alors qu'on
ne le pourra déceler dans le sang périphérique, on le
rencontrera encore dans le sang de la rate, surtout, le
sang veineux. Mais son élimination après les accès,
semble être assez rapide. »

Une dernière objection est la rareté du paludisme en
France. Mais d'ailleurs la cirrhose paludique est elle-même
extrêmemement rare, puisque nous n'avons pu guère en recueillir, malgré tous nos soins, plus d'une quarantaine
d'observations. Néanmoins, il y a deux raisons pour qu'on
la rencontre encore. C'est d'abord (le point est noté dans
nos observations) qu'elle s'observe chez des individus
ayant voyagé et surtout fait leur service militaire dans les
pays exotiques ; nos soldats coloniaux, de longtemps
encore, fourniront leur contingent à cette affection. C'est
ensuite que le paludisme, pour être moins fréquent, dans
notre pays, aujourd'hui qu'il y a 40 ans, où les « praticiens
de la Dombe, de la Bresse, de la Sologne, de la Vendée,
de la Bretagne, entretenaient fréquemment les Sociétés
savantes ou les recueils médicaux de leurs travaux sur cet
ntéressant sujet », existe encore sur quelques points du ter-
ritoire. Nous n'énumérerons pas les régions encore
attintes, comme l'Ille-et-Vilaine, Rochefort, etc., ren-

voyant pour ce chapitre de géographie médicale aux
traités spéciaux. On sait qu'à Paris, en particulier, «l'action
des fouilles, l'exécution des travaux publics ou privés,
ont motivé manifestement l'apparition de la maladie. En
1811 et 1840, époques où de grands mouvements de terre
furent nécessités pour creuser le canal Saint-Martin et
construire les fortifications de Paris, des foyers d'épidémie
paludéenne furent signalés... Trousseau signale l'apparition
de la fièvre intermittente et même de la fièvre pernicieuse à
Paris, lors de l'établissement des canaux souterrains des-
tinés à conduire le gaz dans beaucoup de nouvelles rues ».
(Dr Vicente, le Paludisme à Paris, 1901). Si, longtemps,
le paludisme a occupé une place trop grande dans l'étiologie, il nous semble qu'il serait aussi illogique de ne
pas le chercher soigneusement aujourd'hui dans les antécédents des sujets atteints d'affections non encore classées.

La cirrhose paludique s'observe à tous les âges. L'âge
où survient cette affection est invariablement subordonné
au moment où le malade a été soumis à l'influence du
milieu paludéen. L'individu est plus souvent frappé dans
sa jeunesse que dans sa vieillesse. L'homme est atteint
plus souvent que la femme et la disproportion est fort
remarquable ; nous trouvons 42 hommes et seulement
1 femme dans nos 43 observations. Les occupations, les
travaux habituels des femmes, l'expatriation plus rare les
exposent d'ailleurs moins à la malaria, du moins dans
nos pays. « Ce fait, remarque Lancereaux, ne manque
pas d'un certain intérêt sémiologique, car, si un ictère
prolongé avec tuméfaction du foie est, chez l'homme,
presque toujours lié à une intoxication palustre, par

contre, chez la femme, il tient la plupart du temps à l'obstruction des voies biliaires. Le relevé des cas que nous rapportons fait au point de vue de la profession ne nous donne que peu de renseignements ; le métier que font les malades quand on les examine ayant une importance très secondaire relativement à la constatation dans leurs antécédents d'un service militaire ou d'un séjour fait aux colonies. Nous avons été frappés cependant par la fréquence relative des professions où l'homme est en contact avec la terre. Aymé est terrassier, d'autres sont jardiniers, constatation déjà faite à propos de certains cas étiquetés « maladie de Hanot ». La syphilis, l'abus des boissons alcooliques parfois notés dans les antécédents des malades agissent peut-être dans certains cas comme cause prédisposante de l'hépatite paludique.

Pathogénie.

La pathogénie de la cirrhose paludique, pour être bien connue, exige une notion très complète de la biologie de l'agent, l'hématozoaire décrit par Laveran, et, d'autre part, la constatation de la lésion à son stade de début, ce que nous ignorons encore.

Même incertitude au sujet des rapports de la splénite et de l'hépatite. Y a-t-il lieu d'admettre une subordination de l'altération hépatique à l'altération splénique, suivant l'hypothèse exposée récemment par M. le Dr Chauffard? Nous croyons plutôt que hépatite, splénite, adénite relèvent au même titre d'une même cause qui frappe à la fois, ou successivement, ces différents organes.

L'ictère observé dans la cirrhose paludique et sur la nature hépatique duquel nous avons insisté, doit nous arrêter encore quelque peu. On sait que, rapprochant le symptôme ictère de la présence des néo-canalicules biliaires, Hanot, après M. le professeur Cornil, expliquait le phénomène par la lésion, admettant une sorte d'ictère par rétention, l'obstacle siégeant dans les racines de l'arbre biliaire. M. le professeur Hayem, dès 1875, avait pourtant objecté que les selles étaient colorées. Nous avons déjà souligné le caractère particulier de l'ictère de la cirrhose paludique et montré combien il diffère de l'ictère par rétention biliaire. Il nous semble d'ailleurs que, de plus en plus, on donne beaucoup trop d'importance aux lésions de l'appareil excréteur dans la pathogénie des ictères. La théorie de l'ictère catarrhal de Broussais, dont on cite une seule confirmation anatomique, le cas de Virchow, cette théorie soutenue aujourd'hui par M. le Dr Gilbert n'explique ni l'ictère émotif, ni les ictères observés dans l'intoxication aiguë phosphorée ou dans les hépatites épithéliales des pyrexies, ni les ictères passagers, à pigments variables qui compliquent presque toujours, sinon toujours, les cirrhoses. La lésion canaliculaire, purement mécanique, est invoquée sans qu'on puisse la démontrer. Et, par contre, on oublie totalement un élément à notre avis beaucoup plus important, l'épithélium sécréteur. La cellule hépatique nous apparaît en effet comme une cellule à fonction bipolaire, un des pôles répondant au capillaire biliaire, l'autre à la gaine lymphatique, péricapillaire. Il suffit d'admettre un trouble dans la polarisation de la cellule, qui fait de sa sécrétion externe une sécrétion interne, pour s'expliquer les ictères les plus divers : ce trouble fonctionnel de la cellule dépend dans l'ictère émotif de l'influx nerveux, dans l'ictère du phosphorisme aigu ou des pyrexies de l'intoxication de la cellule elle-même, dans l'ictère par rétention, le trouble sécréteur relève sans doute du changement dans certaines conditions physiques, dans la pression par exemple. Dans tous ces cas, la sécrétion colorée se fait par les voies lymphatico-sanguines, au lieu de s'écouler par la voie normale biliaire. La physiologie ne fait-elle pas pressentir quelque chose d'analogue dans les fonctions de la cellule pancréatique ? La variété des pigments et leur signification sont encore trop mal connues pour que nous puissions faire autre chose que des hypothèses, mais le fait que les différences entre les ictères biliphéiques et hémaphéiques sont parfois si délicates que toute cette question est sans cesse renouvelée à l'apparition d'un réactif nouveau, s'accorde bien plus avec un trouble sécrétoire, avec ses variations infinies, qu'avec une altération mécanique de l'élément excréteur expliquant tout au plus des variations quantitatives. Cet ictère précoce, si constant de la cirrhose paludique, nous semble donc devoir été rapporté à l'altération précoce, légère, mais réelle, fonctionnelle, sinon perceptible à nos moyens d'investigation, de l'élément sécréteur du foie.

Imprégnation palustre ancienne, début de l'affection par
une augmentation de volume du foie et surtout de la rate,
puis, sans crise de colique hépatique, ictère hémaphéique
avec fèces non décolorées, absence de dilatation des veines
sous-cutanées abdominales et d'ascite manifeste, marche
essentiellement chronique et état général habituellement
bien conservé : voilà les signes cliniques caractéristiques
de la cirrhose paludique. Si le diagnostic, grâce à ces éléments, est souvent mis hors de doute, il peut, néanmoins,
hésiter quelquefois entre la cirrhose paludique et des affections hépatiques multiples et diverses.

Dans la phase pré-ictérique, où foie et rate sont notablement tuméfiés, c'est à la dégénérescence amyloïde ou à la
lymphadénie qu'on pourrait penser. Mais l'absence de
ésions tuberculeuses (phtisie ulcéreuse du poumon, mal
de Pott avec abcès ossifluents), ou syphilitiques (syphilides
ulcéreuses, serpigineuses), ou suppuratives prolongées (os-
téomyélites suppurées, bronchectasies purulentes, etc.),
permettra de rejeter la première hypothèse d'autant que la
dégénérescence amyloïde du foie existe rarement seule et
s'accompagne ordinairement de leucomatose rénale ou

intestinale, d'où l'adjonction à la symptomatologie d'une albuminurie souvent très abondante et d'une diarrhée incoercible.

L'examen du sang tranchera sans difficultés la discussion entre la lymphadénie et la cirrhose.

Avant l'apparition de l'ictère, la cirrhose paludique peut être encore confondue avec les autres cirrhoses dans leur phase hypertrophique.

La cirrhose alcoolique dans sa forme diffuse (cirrhose diffuse, Lancereaux, cirrhose interstitielle, Gilbert et Fournier) ou dans la forme annulaire au stade hypertrophique (cirrhose hypertrophique alcoolique, Hanot et Gilbert), mais surtout dans la forme graisseuse où la stéatose épithéliale l'emporte sur la cirrhose conjonctive, a des analogies avec la cirrhose paludique. Mais les antécédents paludiques, dans un cas, les phénomènes associés d'intoxication alcoolique, dans l'autre, l'hypermégalie splénique très prononcée dans la cirrhose paludique où la rate déborde nettement le rebord costal et est appréciable à la palpation, parfois même à la seule inspection, tandis que, dans la cirrhose du buveur, la rate, beaucoup moins tuméfiée, n'apparaît augmentée qu'à la percussion et ne déborde jamais l'hypocondre, feront faire le diagnostic.

La cirrhose syphilitique peut également donner le change. Mais le foie volumineux est irrégulier, à bord antérieur profondément échancré par des incisures anormales. Ici encore la rate est loin d'avoir les dimensions qu'elle atteint dans la cirrhose paludique, mais peut cependant déborder les fausses côtes. Enfin, et surtout, il est rare que le tégument ne porte pas les cicatrices qui sont en quel-

que sorte la signature de l'infection syphilitique et qu'à
l'affection hépatique ne s'ajoutent pas une altération
rénale, donnant de l'albuminurie, ou des altérations plus
manifestes des os, de la peau, des testicules ; la diarrhée
est enfin plus fréquente dans la cirrhose syphilitique, et là
encore le traitement rapidement favorable alors qu'il modifie peu le foie paludique.

Si l'on admet la possibilité d'observer la cirrhose paludique à la phase atrophique, le diagnostic est encore à
faire avec la phase atrophique de la cirrhose alcoolique.
Mais c'est un point que nous nous bornons à signaler
étant donné l'état actuel de la question.

Dans la période ictérique, nous pouvons encore confondre la cirrhose paludique avec la cirrhose alcoolique et
syphilitique arrivées à une phase où l'altération épithéliale
entre en jeu. Mais dès que les cirrhoses se compliquent
d'ictère, l'évolution est bien différente suivant les cas.

La cirrhose du buveur marche rapidement vers un
dénouement fatal, et à l'ictère font cortège les hémorragies, le délire, la prostration du sujet entrant rapidement
dans le coma. C'est une affaire de semaines, de quelques
mois au plus. Au contraire, l'état général reste bon dans
la cirrhose paludique, les hémorragies rares sont peu souvent importantes, l'évolution se poursuit pendant 10, 20,
30 ans même.

A la période ictérique, comme à la première période,
on peut hésiter entre la cirrhose paludique et la cirrhose
syphilitique. Il est rare cependant que le diagnostic soit
impossible.

Un cas publié par Hanot dans la *Presse médicale* en 1896, sous le titre « Hépatite syphilitique hypertrophique avec ictère chronique », nous montre combien particulière est la symptomatologie dans la syphilis viscérale. Dans ce cas (obs. II), la rate aurait pu, par son volume, faire supposer le paludisme puisqu'elle était notablement accrue, débordait l'hypocondre de 10 centimètres, mais l'état du foie correspondait mal à cette étiologie. Le foie était hypertrophié, « surtout aux dépens de son lobe droit; sa surface dans la partie dégagée, un peu bosselée, dure, le bord antérieur irrégulier ». Enfin la syphilis, malgré toutes les dénégations du malade, était assez manifeste dans « ce vaste ulcère, qui a détruit l'aile de la narine gauche, y compris le cartilage, déterminant ainsi une large encoche par laquelle le regard pénètre directement dans les fosses nasales »... Perforation de la cloison, déformation cicatricielle très accusée de la gorge, où luette et pilier postérieur droit ont totalement disparu, où bord libre du voile et pilier gauche sont rongés, ne permettent pas l'hésitation.

Des gommes sous-cutanées ramollies au coude et au cou-de-pied, de l'albumine dans les urines et l'absence de toute autre cause manifeste nous ont permis d'affirmer, l'année dernière, dans le service de M. le Dr Duguet, dont nous avions l'honneur d'être l'interne, un diagnostic de cirrhose syphilitique confirmé par l'autopsie.

Nous avons déjà insisté sur la confusion longtemps faite entre la cirrhose paludique et la cirrhose biliaire par rétention. C'est dire que le diagnostic entre les deux affections est parfois très délicat. Dans les deux cas, on note en effet la même augmentation du volume du foie, et le problème est d'autant plus ardu qu'il se pose non seulement entre la cirrhose paludique et la cirrhose biliaire compliquant l'obstruction calculeuse du cholédoque, mais avec la cirrhose biliaire que peuvent déterminer une tumeur cancéreuse, une bride de périhépatite ou tout autre obstacle au cours de la bile. Dans tous ces cas, cependant, quel que soit cet obstacle, il est rare que la rate soit très volumineuse. Le cas cité par M. le Dr Gilbert à la Société de biologie, 1897, était très difficile à diagnostiquer, car il y avait paludisme et lithiase, le paludisme ayant tuméfié la rate, la lithiase déterminé une cirrhose biliaire, typique. Mais c'est là une exception et le plus souvent la rate ne déborde pas les fausses côtes. Dans les deux affections, l'ictère est différent : dans la cirrhose biliaire, ictère biliphéique, de plus en plus foncé, devenant vert, réaction de Gmelin positive, selles décolorées, ictère accompagné de prurit, parfois de ralentissement du pouls; dans la cirrhose paludique, ictère hémaphéique, sclérotique peu ou pas teintée, réaction de Gmelin négative, selles colorées, absence fréquente du prurit, pas de ralentissement du pouls. Si parfois des poussées biliphéiques s'installent, c'est passagèrement; l'ictère de la cirrhose paludique est essentiellement hémaphéique.

Mêmes alternatives ne s'observent jamais dans la cirrhose biliaire; il y a variation de quantité, non de qualité, des pigments biliaires. La courbe thermométrique est rarement régulière dans la cirrhose biliaire et traduit l'angiocholite et la périangiocholite; en dehors des épisodes aigus, la cirrhose paludique est apyrétique.

L'enquête étiologique enfin donne parfois la solution :

il est rare que le calcul qui vient obstruer définitivement
la cholédoque soit le premier ou en tout cas n'ait pas
auparavant déterminé des crises de colique hépatique. De
plus, la lithiase s'observe, surtout chez la femme ou chez
des sujets âgés, la cirrhose paludique surtout chez
'homme et dans la première moitié de l'existence. S'agit-
il d'un cancer des voies biliaires ? L'observation publiée
par nous dans le Bulletin de la Société anatomique de 1900
montre à la fois les difficultés et par contre la possibilité de
faire le diagnostic, du moins celui d'obstruction des voies
biliaires. L'intervention, malheureusement condamnée par
la nature et le siège élevé du mal, avait été en effet décidée
à la suite du diagnostic ferme d'obstruction biliaire
posé par M. le Dr Duguet. Dans la cirrhose biliaire enfin,
si l'obstacle, quel qu'il soit, n'est pas levé, la glande hépatique s'altère rapidement ; la terminaison est toujours
rapide ; et c'est exceptionnellement que le malade de
M. le Dr Gilbert a survécu 3 ans à l'installation de l'ictère ;
ce délai est un délai maximum et on voit combien peu il
approche de celui accordé à la cirrhose paludique où longtemps le foie reste suffisant.

L'épithélioma de la tête du pancréas, dont la symptomatologie pourrait parfois tromper, s'observe chez le vieillard
et s'accompagne d'un amaigrissement, d'une cachexie
précoces. Mais surtout l'hypermégalie splénique manque
ici absolument.

Dans l'épithélioma primitif du foie, que distinguent
d'ailleurs son évolution rapide, son ascite abondante, dans
l'épithélioma secondaire du foie, dans le kyste hydatique
sous-hépatique qui peuvent dans certains cas seulement

s'accompagner d'ictère, c'est toujours l'état de la rate qui sera le signe capital permettant un diagnostic, avant que l'évolution ait levé tous les doutes.

A sa dernière période, l'hépatite paludique revêt parfois les allures d'un ictère grave ou fièvre ictérique, mais il suffit de tenir compte de la durée du mal et de son évolution pour distinguer absolument ces deux états.

Nous n'avons pas de données sur la possibilité de trouver dans l'examen du sang un signe pathognomonique.

La constatation de l'hématozoaire toujours délicate serait certainement d'un grand poids en faveur de l'origine paludique de la cirrhose, mais, outre que l'on observe l'affection hépatique à une période très éloignée de l'infection et où les parasites ont pu disparaître, il faudrait se garder de déclarer paludique toute affection trouvée chez un paludique. C'est un écueil qu'il convient d'éviter.

Y a-t-il une formule leucocytaire appartenant à cette cirrhose? C'est un point à réserver.

Pronostic.

Le pronostic de la cirrhose paludique est, on le conçoit, variable, suivant la période où l'on considère l'affection.

Dans la première période, pré-ictérique, la guérison peut être obtenue, comme l'a montré M. le Dr Lancereaux et comme nous l'avons prouvé par des exemples quand il s'est agi des modes de terminaison de cette cirrhose.

A la période ictérique, le pronostic, plus engagé, est

encore relativement bon, et la guérison ou, du moins, un arrêt dans l'évolution de l'affection, semble ne pas devoir être impossible, sous la réserve d'un traitement approprié. L'apparition de l'ictère, si redoutable dans les autres cirrhoses, alcoolique, syphilitique, biliaire par obstruction, est ici beaucoup moins défavorable. Si ce symptôme traduit un mauvais fonctionnement de la cellule hépatique, nous l'avons vu cependant persister de longues années, et si les cas comme celui de Schachmann où il dura plus de 3o ans sont une rareté, il n'est pas moins vrai que, contrairement à la règle habituellement observée dans les affections hépatiques, une survie de 10 ans n'est pas exceptionnelle. Nous en dirons autant des hémorrhagies : ce phénomène, qui indique également l'altération de l'épithélium glandulaire, est d'un pronostic beaucoup moins sombre dans la cirrhose paludique. Une hématémèse abondante n'a pas empêché une amélioration sensible de l'état du malade dont nous avons résumé plus haut l'histoire clinique. Mais quand ces hémorrhagies, d'abord épistaxis légères, saignement médiocre des gencives, augmentent de fréquence et d'intensité, et lors qu'apparaissent les hémorrhagies du tube digestif, le pronostic s'assombrit : ɩa troisième période de l'affection est proche.

Quant aux poussées aiguës, où la fièvre apparaît et où tous les symptômes s'accentuent, l'ictère, les hémorrhagies, l'hypermégalie hépatique et splénique, la prostration, elles sont habituellement bien supportées, à condition d'être suffisamment espacées. Nous insistons toutefois sur la signification toujours sérieuse que prend l'apparition de la biliverdine dans les urines, ce phénomène ayant dans quelques-unes de nos observations précédé de quelques mois seulement une terminaison funeste.

A la troisième période, M. le Dr Lancereaux admet encore la possibilité d'un temps d'arrêt favorable dans l'évolution qui se hâte vers le dénouement. Mais l'existence est fortement compromise à ce stade de l'affection; ici encore le pronostic se base sur l'aggravation de l'état général, l'apparition de l'ascite, la fréquence des hémorrhagies, l'intensité et le changement de la nature de l'ictère, tous caractères d'un fâcheux augure.

Prophylaxie et traitement.

La cirrhose paludique, effet d'une intoxication chronique, sera évitée, si non seulement on s'éloigne des milieux où se développe le paludisme aigu, mais si l'on s'astreint à habiter des lieux sains, bien exposés, éloignés de mares ou d'étangs malpropres.

L'hygiène de certaines professions, terrassiers, jardiniers, égouttiers, doit à ce point de vue être spécialement surveillée.

« Malgré son origine, l'hépatite paludique, remarque M. le Dr Lancereaux, n'est pas une affection que l'on puisse combattre à l'aide du sulfate de quinine. Cet agent si utile contre les désordres dynamiques, accès de fièvre, névralgies, congestions actives, est sans effet vis-à-vis des lésions scléreuses qui caractérisent la phase ultime de l'intoxication palustre. La disparition de ces dernières ne peut s'effectuer qu'à l'aide de moyens propres à modifier la nutrition désordonnée des organes affectés. »

La quinine serait cependant utile dans le cas où l'on supposerait la survivance possible des hématozoaires dans l'organisme, puisqu'on peut ainsi espérer éviter des lésions ultérieures, si l'on n'a aucune action sur les lésions actuelles.

La quinine enfin peut être utilisée au moment de certaines poussées fébriles à condition de se souvenir que le médicament n'a d'efficacité que sur ceux des épisodes aigus qui sont les témoins attardés de la première période de la maladie. Dans nombre de cas, le sulfate de quinine n'agit pas en effet sur la fièvre.

Contre la lésion scléreuse, le meilleur agent connu est l'iodure de potassium. « L'iodure de potassium, dit M. le Dr Lancereaux, capable d'arrêter, dans leur développement, les formations conjonctives que fait naître le virus syphilitique, peut encore modifier les mêmes formations, lorsque, produites par le paludisme, elles ne sont pas parvenues à une organisation définitive. Notre expérience ne laisse aucun doute à cet égard, et bien des fois, il nous est arrivé d'administrer avec avantage ce médicament, à la dose quotidienne de 2 ou 3 grammes, pendant plusieurs mois. »

La médication iodurée doit être néanmoins maniée avec prudence, puisqu'elle ajoute à la tendance aux hémorrhagies, tendance déjà accusée par suite de l'altération plus ou moins prononcée de la cellule hépatique.

A côté des préparations iodurées il faut placer l'hydrothérapie comme agent thérapeutique de grande valeur. L'hydrothérapie, en excitant les extrémités des nerfs cutanés, exerce une action énergique sur la nutrition générale, et modifie en même temps la circulation locale des organes sur lesquels on la dirige. Les douches écossaises et surtout les douches froides, très courtes, ont de réels avantages sur la santé générale, sur l'état du foie et de la rate dans la première phase de l'affection, à la condition d'être quotidiennes et continuées pendant plusieurs mois.

L'action relativement limitée que nous avons sur la lésion du foie donne quelque valeur à une médication symptomatique. Contre l'anémie accompagnée ou non d'ictère, symptôme plus ou moins marqué de la cirrhose paludique, on doit administrer la quinine et l'arsenic préférablement au fer.

L'affection est indolente, mais peut se compliquer, quoique plus rarement que la cirrhose alcoolique ou syphilitique, de périhépatite. Le traitement de cette dernière complication consistera en émissions sanguines locales, en pointes de feu, et dans les cas de quelque intensité en révulsifs plus puissants, vésicatoires ou même pâte de Vienne, suivant la conduite de M. le Dr Bucquoy rapportée par Hanot.

On combattra les troubles digestifs possibles par les préparations de strychnine et les divers amers.

« Le régime, dit Lancereaux, pour avoir moins d'importance dans cette affection que dans la cirrhose du buveur, a cependant une utilité réelle et comme le lait est l'aliment qui donne le moins de travail au foie, nous avons pour principe, depuis plusieurs années, de soumettre au régime lacté intégral nos malades atteints d'hépatite paludique, et nous en avons obtenu les meilleurs résultats. Si l'appétit est conservé, nous accordons quelquefois des viandes grillées et des œufs; pour peu que ces aliments soient mal supportés, nous revenons au régime intégral du lait. Ce régime, d'une efficacité indiscutable, s'impose d'une façon absolue lorsque l'appétit est diminué et aboli, la langue rouge et sèche et l'urine rare. Plusieurs jeunes gens dont le foie et la rate descendaient jusque dans l'hypogastre ont radicalement guéri au bout d'une année de régime lacté intégral et de l'emploi de l'iodure de potassium à la dose de 1 à 2 grammes par jour. A l'hôpital, comme en ville, nous avons pu constater les bons effets de l'union de ces moyens.

« Dans sa phase ultime, la cirrhose paludique exige l'emploi d'autres agents. Le quinquina, le tannin, l'ergot de seigle, les injections de sérum artificiel sont, avec le repos, les meilleurs moyens à opposer aux hémorragies internes ; le perchlorure de fer sera réservé pour les hémorragies externes et pour celles du tube digestif. L'insomnie et le délire seront combattus par l'emploi du chloral, l'adynamie se trouvera améliorée par les lotions froides alcoolisées. L'état fonctionnel des reins attirera l'attention, car l'insuffisance rénale est, dans ces conditions, la cause des plus graves désordres. Ceux-ci indiquent forcément l'emploi des diurétiques et des purgatifs qui, en éliminant les matières excrémentitielles retenues dans l'organisme, permettent de prolonger ou même de conserver l'existence du malade. Aussi, me suis-je toujours bien trouvé de l'emploi de 5 à 7 pilules diurétiques, composées de scille, scammonée et digitale, auxquelles il est bon d'ajouter des purgatifs drastiques lorsqu'elles ne provoquent pas de diarrhée. La caféine et la théobromine, substances bien connues par leurs propriétés diurétiques, peuvent encore donner d'excellents résultats à la dose quotidienne de 1 à 2 grammes en provoquant une diurèse suffisante. En même temps, il sera nécessaire de recourir à l'emploi des antiseptiques et à de grands lavements pour se mettre à l'abri d'une infection bacillaire d'origine intestinale. »

CONCLUSIONS

Les cirrhoses, comme toutes les affections en général, doivent être classées étiologiquement, c'est-à-dire rattachées à la maladie causale : la maladie est le genre, l'affection est l'espèce.

La classification symptomatologique est une classification artificielle, réunissant par une synthèse arbitraire, sous le seul prétexte de phénomènes communs, des espèces fort différentes. La cirrhose hypertrophique avec ictère chronique, nommée encore « maladie de Hanot », relève de la classification symptomatologique. La critique de ce type le montre constitué pour le moins par des cirrhoses alcooliques, des cirrhoses syphilitiques, des cirrhoses biliaires par obstruction, des cirrhoses paludiques, voire des cancers du foie.

D'où il résulte, en particulier, qu'il est impossible de s'autoriser des cas de cirrhose biliaire par obstruction que renferme la « maladie de Hanot », pour faire de l'ensemble un tout qu'on nommerait la cirrhose biliaire.

Il faut rayer du cadre nosologique cette entité « la maladie de Hanot », que son hétérogénéité rend forcément indécise et stérile. Il faut rompre le lien artificiel qui réunit des espèces pathologiques diverses, et faire rentrer respectivement ces affections dans les chapitres correspondants des maladies dont elles relèvent.

Lorsque le classement légitime des types connus est accompli, un certain nombre de cas apparaissent que leurs caractères autorisent à grouper en une nouvelle espèce de cirrhose. Cette espèce est la cirrhose paludique, affection de la période chronique du paludisme, précédée ou non des phénomènes de la période aiguë qu'il faut en distinguer, fonction d'une imprégnation palustre antérieure.

Cliniquement, la cirrhose paludique est caractérisée dans une première période pré-ictérique par l'hypermégalie hépatique et splénique, et par une anémie plus ou moins prononcée, dans une seconde période par un ictère spécial, hémaphéique, sans décoloration des fèces, par l'accroissement de l'hypermégalie hépatique et splénique, sans ascite, sans dilatation des veines sous-cutanées abdominales. La troisième période terminale se manifeste par l'augmentation de l'ictère et son changement de nature (ictère biliphéique), l'augmentation dans l'intensité ou dans le nombre des hémorragies ; la mort survient le plus souvent à la suite d'un véritable ictère grave. La marche de l'affection est essentiellement chronique, apyrétique, et d'une durée fort longue ; elle est entrecoupée, à toutes les périodes, par des poussées aiguës fébriles où tous les symptômes s'exagèrent.

D'un pronostic sérieux, la cirrhose paludique peut cependant, sinon guérir, du moins subir un temps d'arrêt notable dans son évolution, et cela, semble-t-il, à toutes les périodes, à condition d'un traitement approprié,

OBSERVATIONS

Dans ce chapitre nous donnons in extenso les observations inédites, et nous nous bornons à l'indication biblio-
graphique des observations déjà publiées.

Obs. I.   Dans le texte, I.
Obs. II.   Hayem, *Archives de Physiologie*, 1874.
Obs. III.   Hayem, *Bulletin de la Société anat.*, juin 1875.
Obs. IV.   Pitres, *Bulletin de la Soc. anat.*, juin 1875.
Obs. V.   Hanot, *Thèse de Paris*, 1876 (Obs. XII).
Obs. VI.   —   ---   (Obs. XIII).
Obs. VII.   —   —   (Obs. XIV).
Obs. VIII.   Parinaud, *Archives de médecine*, 1881, I (Obs. II)
Obs. IX.   Lancereaux, *Thèse de Picquet*, Paris, 1880 (Obs. IX)
Obs. X.   —   —   (Obs. VI)
Obs. XI.   —   —   (Obs. VII)
Obs. XII.   Florand, in *La Cirrhose hypertrophique avec ictère
             chronique*, Hanot, Paris, 1892.
Obs. XIII.   Gilbert, Thèse de Schachmann, 1887 (Obs. VII).
Obs. XIV.   Schachmann, Thèse Paris, 1887 (Obs. V).
Obs. XV.   Fox, Thèse de Schachmann, 1887 (Obs. XVI).
Obs. XVI.   Schachmann, Thèse Paris, 1887 (Obs. XIX)
Obs. XVII.   Jaccoud, Thèse de Schachmann, 1887 (Obs. XXII).
Obs. XVIII. Moster,   —   (Obs. XXIII).
Obs. XIX.   (inédite) (communiquée par M, le Dr Lancereaux).

Un homme de 56 ans,observé par notre maître, dans sa clientèle, est jaune depuis 2 ans et demi. Il continue son métier de lapidaire, ayant maigri relativement peu. La peau est bronzée, l'abdomen volumineux sans dilatation veineuse ; un peu de liquide est épanché dans le péritoine, la rate volumineuse déborde à peine dans le décubitus dorsal. Le foie induré descend jusqu'à l'ombilic. La figure est bonne, les yeux brillants. A noter un peu d'apathie.

Ce malade a contracté, en Bretagne, à 26 ans, une fièvre paludéenne qui dura 6 semaines environ et fut traitée par la quinine (fièvre tierce réglée). Absence de coliques hépatiques, pas de cancer, urines colorées, matières fécales peu décolorées.

Obs. XX.   Hayem, *Presse médicale*, 9 mars 1898 (Obs. I).
Obs. XXI.   —   —   (Obs. III).
Obs. XXII.   Cornillon, *Progrès médical*, 1881 (Obs. III).
Obs. XXIII.   —   —   (Obs. IV).
Obs. XXIV.   Boinet, *Archives gén. de médecine*, 1898 (Obs. I).
Obs. XXV.   —   —   (Obs. II).
Obs. XXVI.   —   —   (Obs. III).
Obs. XXVII.   —   —   (Obs. IV).
Obs. XXVIII.   —   —   (Obs. V).
Obs. XXIX.   —   —   (Obs. VI).
Obs. XXX.   —   —   (Obs. VII).
Obs. XXXI.   Landrieux et Milian, *Société médicale des Hôpitaux*, 6 avril 1900.
Obs. XXXII.   Potain, *Union médicale*, 1892 ; II, 784.

Obs. XXXIII. *Hypermégalie hépatique et splénique. Ictère, Héméralopie.*

P. Pipereau, né à Beaulieu (Indre), âgé de 47 ans, paveur, entre à l'hôpital le 26 mai 1898.

A. H. — Père et mère toujours bien portants, sont morts, l'un de fièvre typhoïde à 51 ans, l'autre à 52 ans de variole. 5 enfants, tous bien portants, assez forts bien qu'ils ne soient pas très grands. Jamais aucun d'eux n'a eu d'ictère, l'une des 2 filles est morte.

A. P. — Fièvre typhoïde à 25 ans ; variole à 29 ans. Quelques fièvres « de fatigue » qui duraient un jour et n'apparaissaient que rarement. Né dans le département de l'Indre, canton de Saint-Benoist, arrondissement du Blanc. Le pays est rempli d'étangs, tous les 10 kilomètres environ, mais sain. Réformé pour faiblesse de constitution. Le malade a été six semaines à Arras, puis travaille à Paris (pendant le chômage il va dans l'Indre rejoindre femme et enfants) qu'il habite définitivement depuis 9 ans. Il est assez bien logé, à Montrouge, et n'a jamais remarqué autour de son habitation aucune cause d'insalubrité. Boit 1 litre et demi de vin par jour. Travaille comme paveur à l'Entrepôt.

Il y a 6 ans, étant bien portant, il rentre le soir chez lui, indisposé, se couche et garde le lit 8 jours, ayant de la fièvre et de l'ictère. Pendant deux ans, après cette crise, il continue à travailler, mais éprouve de la faiblesse. Il avait parfois quelques frissons le soir, pendant quelques jours. Depuis 4 ans, sa faiblesse a augmenté, et un médecin lui a dit qu'il avait une affection du foie. Poussées d'ictère, absence de douleurs et de vomissements ; dégoût pour la viande et les matières grasses.

Homme bien constitué, mais petit, présente sur toute la peau une teinte bronzée, différente de celle de l'ictère par rétention ; es sclérotiques ont une teinte jaune brunâtre. Cœur, pointe dans le cinquième espace intercostal. P = 60, régulier, moyen. Poumons normaux. Le foie remonte jusqu'au quatrième espace et descend jusqu'à une ligne transversale qui passerait à 2 travers de doigt au-dessus de l'ombilic. Surface lisse, non douloureuse à la pression.

Rate volumineuse déborde le rebord costal de 3 travers, ferme et lisse. D = 15 $\times$ 23 centimètres. Ni météorisme, ni ascite, ni circulation collatérale. Pas d'œdèmes. Les matières sont grises, décolorées. Urines, brun acajou. D = 1,030, Alb. = 0, Sucre = 0, teinte brune plus foncée par acide azotique. Sort le 30 juin dans le même état.

Rentre le 20 août, dans un état de faiblesse et de maigreur considérable ; il est maintenant (20 novembre) considérablement amélioré, a repris de l'embonpoint et se trouve très bien. Néanmoins ictère et hypermégalie hépatique et splénique stationnaires. Sort le 11 décembre.

Il travaille pendant 1 an sans arrêt, puis après en entrecoupant de périodes de repos ses périodes de travail. Pour la troisième fois rentre le 6 janvier 1901. Depuis deux mois il tousse et maigrit. Même état du foie et de la rate.

18 février. — Le malade a des épistaxis depuis une huitaine de jours.

27 février. — Le matin il rend par la bouche quelques gorgées de sang noir.

Sort les premiers jours de mars.

Obs. XXXIV (inédite) (communiquée par le Dr Lancereaux).
Girardo, 40 ans, électricien, né à Turin.

Antécédents héréditaires : Père, 75 ans, bien portant; non rhumatisant. *Mère,* morte à 33 ans de suites de couches ; paludéenne ; non rhumatisante. *Sœur* morte à 7 ans, de paludisme. Deux *sœurs,* de 44 et de 37 ans, bien portantes ; non rhumatisantes. Trois *frères,* tous bien portants ; non rhumatisants.

Antécédents personnels : Enfant n'a pas eu de scarlatine ni de variole. Rougeole à 7 ans. Pas de fièvre typhoïde. Pas de migraines. Quelques épistaxis. N'a eu ni hémorrhoïdes (étant jeune), ni rhumatismes. Vers 27 ans, point de côté intense à droite (?). A 12 ans a eu des fièvres palustres. Les a eues (avec rechutes) pendant un an et demi. Puis en a eu encore vers 33 ans pendant un mois et demi. Type tierce : frissons, chaleur et sueurs. En 1891, tænia. Il avait maigri à ce moment. Il était ouvrier électricien et a, pendant 5-6 ans, rien que pendant l'hiver, inspiré de la poussière de cuivre. Il a été à Montevideo et y resta 4 mois. Il s'y est bien porté (pas de fièvres). En ren-

trant il tomba malade, probablement d'embarras gastrique. Il y
a 2 ans, pour la première fois, il eut une abondante épistaxis.
Pendant 3-4 mois, presque tous les jours, il avait des saigne-
ments de nez qui n'ont cessé que quand il est allé dans son pays
(montagnes), et là il remarqua que son ventre avait grossi. Il y
a un an les épistaxis ont recommencé (pendant deux mois), mais
peu abondantes. Depuis deux mois et demi les épistaxis l'ont
repris. En mème temps, il remarqua que son facies jaunissait un
peu. Il est né à Turin. A 12 ans il est allé travailler à une ligne
de télégraphe (entre Turin et Gênes), dans une plaine où il y a
des marais et des rizières. Il travaillait le jour et, la nuit, il couchait sous la tente. Il buvait de l'eau de marais, souvent cou-
verts de plantes vertes. Au bout de cinq mois il fut pris de fièvres
(type tierce). Les fièvres duraient 15-20 jours, puis, après une
période de calme, reparaissaient. Il les a eues pendant un an et
demi. Il a quitté son pays à 14 ans, est allé à Marseille (y resta
sept mois). Rentré dans son pays il s'est bien porté, a fait son
service militaire. A 33 ans, dans les environs de Toulon, en tra-
vaillant à une ligne téléphonique, il eut encore des fièvres (tierces)
pendant environ un mois et demi, en trois fois. Pendant ce temps
il était bien logé et bien nourri. A 34 ans il vient à Paris, qu'il
n'a plus quitté depuis. Il est ouvrier électricien et ne fatigue pas
beaucoup. Il s'est toujours bien porté jusqu'à il y a deux ans.
C'est à cette époque, à la suite d'une abondante épistaxis, qu'il
.remarqua que son ventre grossissait.

Examen : Homme de taille moyenne, amaigri, avec ventre
gros. La peau a une teinte légèrement bronzée. Les sclérotiques
présentent manifestement une teinte jaunâtre. Pas de myxœdème.
Depuis environ deux mois prurit intense et héméralopie ; vers
le soir il voit un peu trouble, comme dans un brouillard.

Cœur : La pointe bat dans le 5e espace, à 10 centimètres de la
ligne médiane. Pas de frémissement. Battements de force
moyenne. Auscultation : Battements réguliers et normaux.
Pouls : 80, régulier ; force moyenne. Les artères radiales sont
dures, un peu sinueuses. Tension artérielle forte, 19 à 20 cen-

timètres, à gauche (à droite elle paraît beaucoup plus faible).
Le malade n'a jamais eu d'angine de poitrine.

Poumons : Ne tousse pas.

Ventre : Un peu de météorisme, pas d'ascite. On voit quelques
veines sous-cutanées dilatées dans l'hypocondre droit, sous le mamelon. Foie très volumineux. Haut : 4e côte, un peu au-dessous du
mamelon. Bas : ligne transversale passant par l'ombilic. Du côté
gauche la matité hépatique s'enfonce sous le rebord costal, au
niveau du 8e espace gauche et va se confondre avec celle de la
rate. Matité verticale : 24 centimètres au niveau de la ligne du
mamelon. Lisse et dur. Il forme une grosse saillie (tête d'adulte)
au niveau de l'épigastre. Rate : Volumineuse, 16 sur 24 centimètres. Très facile à percuter. Son bord inférieur longe le rebord costal. Son grand axe est un peu oblique vers le bas. Testicules : Rien de particulier. Le malade a eu quatre enfants. Il est
bien développé, a une grande moustache, des poils au pubis. Un
peu de calvitie en ferà cheval. Va régulièrement à la selle. Selles
un peu décolorées.

Urines rouges brun, transparentes ; densité : 1,020 ; albumine : 0 ;
sucre : 0, avec AzO^3H, zone brun acajou foncé à la limite des
deux liquides.

Dans l'aisselle droite on observe une tumeur arrondie, grosse
comme une noix, très ferme et dure. Elle paraît adhérente dans
la profondeur. Les téguments glissent dessus. Les ganglions du
cou (surtout à droite) sont un peu volumineux. Ceux de l'aisselle
gauche n'ont rien. Ceux des aines sont un peu volumineux.

23 *mai*. — Pendant son séjour à l'hôpital le malade a eu
presque tous les jours des épistaxis abondants, surtout la nuit
(autour de minuit), qu'on pouvait arrêter avec des tampons de
perchlorure de fer. Depuis trois jours il a très peu saigné du
nez. Dans le liquide de Hayem, les globules rouges, malgré
toutes les précautions prises et la rapidité de l'opération, se
ramassent et forment des amas, de sorte qu'il est impossible de
les séparer et de les compter. Leur chiffre doit être normal,
4.500.000 environ (?). Leurs dimensions, de même que leur colo-

ration, sont à peu près normales. Leur forme est pourtant altérée. Les globules blancs, eux aussi, ont de la tendance à
former des amas. Il y en a environ 15.000 par mètre cube = 1/300.
Hémoglobine : 0,70 (c'est-à-dire 3.500.000). Valeur globulaire :
0,8 environ. Examen du sang frais : pas d'hématozoaires de
Laveran. Examen du sang sec et coloré (éosine et bleu de méthylène) : rien qui ressemble aux hématozoaires de Laveran. Le
malade est soumis au traitement suivant : Régime lacté absolu;
une douche; 2 grammes d'iodure de potassium. — 25 mai. Sort
sur sa demande. — 15 août. Revu à la consultation. État général
meilleur; état local, le même.

OBS. XXXV (inédite) (communiquée par M. le Dr LANCE-
REAUX). Barré A., 20 ans, menuisier, né à Paris, entre le 16
juillet 1897 à l'hôpital.

A.H.— Père, 50 ans, bien portant, bronchite chronique, légèrement obèse. Mère, 52 ans, migraineuse ; un frère a 16 ans 1/2,
bien portant, mais dyspeptique.

A.P. — Rougeole à 4 ans, fièvre typhoïde à 11 ans, soldat depuis
août 1895. En juin 1896 va à Madagascar; 2 mois plus tard,
fièvres paludéennes ; depuis, tous les 15 jours, puis tous les mois,
accès avec les trois stades, le frisson débutant vers 9 heures du
matin, parfois le soir à 5 heures ; durée de 6 à 8 jours ; type quo-
tidien. Rentré en France et débarqué à Marseille, reste à l'hôpital du 12 juin au 6 juillet, pour une nouvelle crise de fièvres
intermittentes ; arrive à Paris le 10 juillet, nouvelle crise jusqu'au
15 juillet. Ce n'est qu'en rentrant en France qu'il ressent des
tiraillements dans l'épaule gauche et sur le trajet du pneumogas-
trique du même côté. Alors, il s'est aperçu lui-même que sa
rate était volumineuse et en fit part au médecin (pointes de feu).
Examen le 17 juillet. Jeune homme, brun, maigre, teint un peu
jaunâtre, bronzé ; sclérotiques très légèrement jaunâtres. Épistaxis depuis un mois. Pas de myxœdème. Cœur, pointe dans le
quatrième espace, à 8 centimètres de la ligne médiane, bruits normaux. P = 84. Poumons normaux. Le ventre est un peu gros

supérieurement, ni ascite, ni météorisme. Le foie remonte jusqu'au quatrième espace, descend jusqu'à une ligne passant par l'ombilic. Surface ferme, lisse. Hm = 20 centimètres. — Rate = 17 $\times$ 25 centimètres, déborde de 7 centimètres le bord costal, son extrémité postérieure est à 9 centimètres de la crête dorsale. Pas d'œdème, pas d'hyperalgésie. Urines rouge acajou ; D = 1.020, Alb. = 0. Sucre = légère réduction de la liqueur de Fehling (?), pas d'urobiline, pas d'acide azotique, couleur rouge acajou foncé.

Refuse le régime lacté ; régime des dyspeptiques, 2 douches par jour, 2 grammes KI.

2 août. — Depuis plusieurs jours, la rate a considérablement diminué de volume, = 14 $\times$ 21, et ne déborde plus le rebord costal. Le foie a également diminué. Hm = 16. Embonpoint et amélioration de l'état général.

Le malade a eu à plusieurs reprises des accès de fièvre coupés immédiatement par la quinine.

Dans l'intervalle des accès, la rate diminue, reste sous l'hypochondre : au moment des accès elle augmente considérablement et déborde de plusieurs travers. Le plus souvent, la rate commence à augmenter, le malade ressent des tiraillements ; s'il tousse ou respire amplement, la rate, remontée, retombe brusquement, ce qui lui donne une secousse douloureuse : les tiraillements montent le long du cou et, à ce niveau, quand on presse, il ressent une douleur nerveuse, la douleur irradie vers l'épaule gauche, quelquefois du hoquet, mais seulement après le repas.

Le lendemain, dans la matinée, si on n'a pas donné préventivement de la quinine, l'accès éclate. C'est le matin et le soir que la rate est le plus volumineuse.

Depuis un mois environ, la rate ne diminue plus dans l'intervalle des accès : on la sent toujours au rebord costal qu'elle affleure ou déborde plus ou moins. D = 18 $\times$ 27, déplacée, portée en avant.

Le malade sort sur sa demande le 7 novembre.

Obs. XXXVI (Lancereaux, Thèse de Paulesco, Paris, 1897).

Grâce à la bienveillance de notre maître, nous avons pu couper, colorer et examiner à nouveau le foie de cette observation si intéressante.

Obs. XXXVII. H. Bouchet, *Thèse de Paris*, 1875, obs. I.
Obs. XXXVIII. Lancereaux, *Traité des maladies du foie et du pancréas*, Paris, 1899 . . . . . . Page 372.
Obs. XXXIX.   —   —   Page 368.
Obs. XL.   —   —   Page 369.
Obs. XLI.   —   —   Page 366.
Obs. XLII.   —   —   Page 366.
Obs. XLIII.   Milian, *Soc. Anat.*, avril 1899.

TABLE DES MATIÈRES

                                                               Pages.

Introduction. 7

*Étude critique sur la cirrhose hypertrophique avec ictère chronique
ou « maladie de Hanot »* 15

L'hépatite chronique paludique 35

    Étude clinique. 35

    Étude anatomo-pathologique 72

    Étiologie et Pathogénie 92

    Diagnostic, Pronostic, Traitement. 108

Conclusions. 120

Observations 123

11-2-02. — Tours. imp. E. Arrault et Cⁱᵉ.

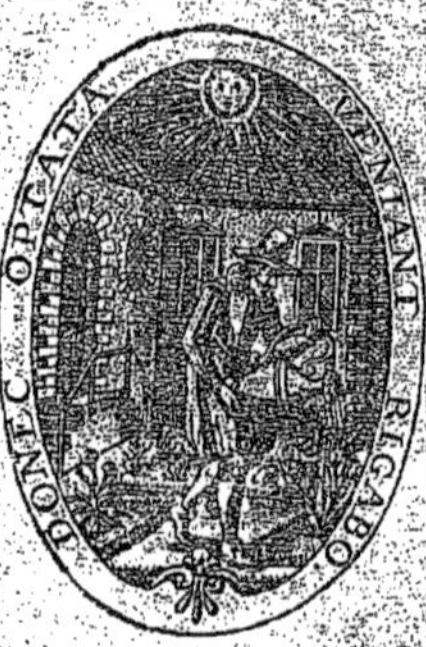

Tours, imp. E. Arrault et Cie.